Dr P. LASSABLIÈRE

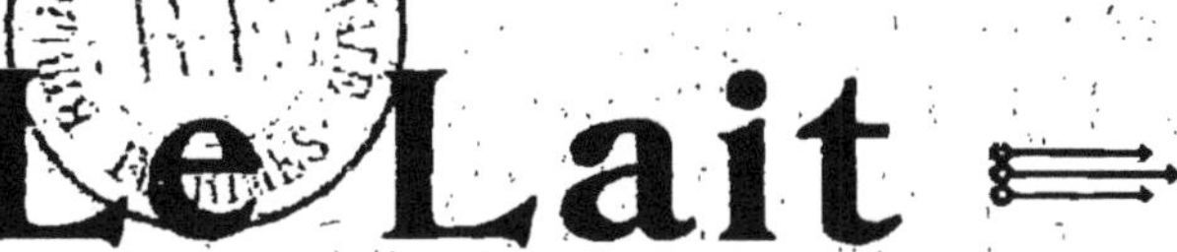

Le Lait Condensé

2e ÉDITION, revue et augmentée

Couronné par la Faculté de Médecine (Prix Jeunesse 1920)

Récompensé par l'Académie des Sciences (Prix Monthyon 1920)

A. MALOINE & FILS, Éditeurs
27, Rue de l'École-de-Médecine, 27
PARIS 1920

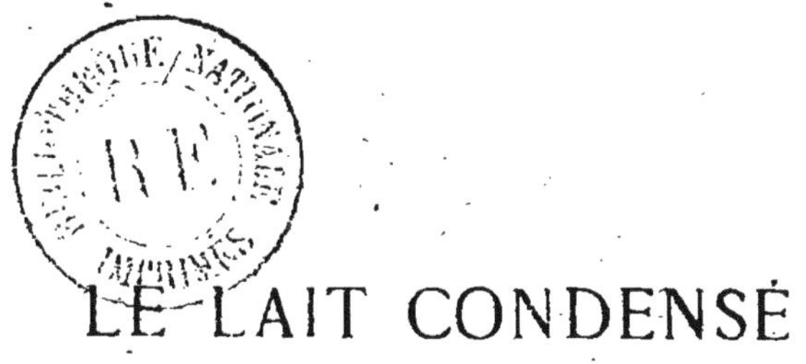

LE LAIT CONDENSÉ

DU MÊME AUTEUR

Hygiène infantile. Notions à l'usage des mères. Jouve et Cie. 2e édit., 1911. Honoré d'une souscription de la Ville de Paris.

Traité d'Hygiène du 1er âge, in-18, 352 pages. Libr. O. Doin et fils, 1913. *Couronné par la Faculté de Médecine de Paris* (Prix Jeunesse, 1914).

Guide pratique et Annuaire d'Hygiène, in-16, 600 pages. Jouve et Cie. Honoré d'une souscription de la Ville de Paris.

Aliments et Hygiène alimentaire, in-18, 400 pages. Libr. O. Doin et fils. Sous presse.

Les Poudres de Viande. Arch. de médecine expérim., mai 1919. Mémoire de 14 pages, *couronné par la Faculté de Médecine de Paris* (Prix Jeunesse, 1910).

Etude expérimentale sur la pénétration du Formol. Archives internationales de Pharm. et de Thér., 1910. Mémoire de 36 pages.

Le besoin d'énergie chez l'Enfant (Journ. Obs., avril 1910). Mémoire de 34 pages. *Couronné par la Faculté de Médecine de Paris* (Prix Jeunesse, 1910) *et par l'Académie de Médecine* (Prix Vernois, 1911).

Les Variations physiologiques et la Composition du Lait. Ann. de méd. inf., 1910. Mémoire de 75 pages. *Couronné par l'Académie de Médecine* (Prix Vernois, 1911).

Le Lait Condensé en Campagne. Libr. Maloine, 1917. Brochure de 32 pages.

Les Vitamines. A paraître.

Etc., etc.

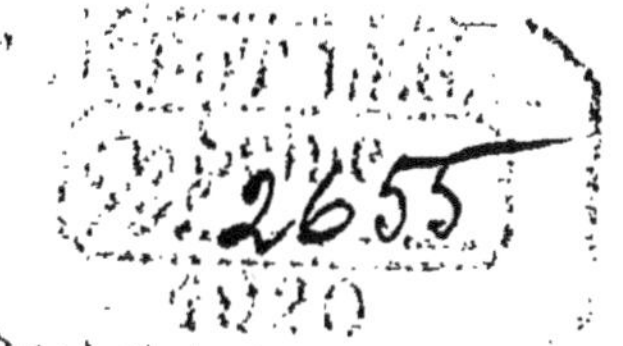

Le Lait Condensé

Par le Dr P. LASSABLIÈRE

Chef de laboratoire à la Faculté de Médecine de Paris

Ouvrage couronné

par la Faculté de Médecine de Paris (Prix Jeunesse, 1920)

Récompensé par l'Académie des Sciences (1920)

DEUXIÈME ÉDITION, revue et corrigée

A. MALOINE & FILS, ÉDITEURS

27, RUE DE L'ÉCOLE-DE-MÉDECINE, 27

PARIS — 1920

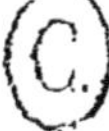

PREFACE

Quelques paroles suffiront pour présenter au public médical cette petite monographie, que mon élève et ami P. LASSABLIÈRE a écrite après une attentive et laborieuse étude.

Mais, tout d'abord, il ne faut pas qu'il y ait méprise ou malentendu. Pour l'enfant nouveau-né, pour le nourrisson, *tout ce qui n'est pas l'allaitement naturel, au sein, est détestable*. Les plus excellents chimistes, fussent-ils mille, ou cent mille, ou dix millions, ne réussiront pas à inventer pour le nouveau-né un aliment supérieur au lait de femme. Remplacer le sein de la mère par un biberon ou une cuiller, c'est un crime. J'en suis tellement convaincu que pour moi un médecin se déshonorerait s'il disait à une mère qui a du lait en abondance : « A quoi bon nourrir votre enfant ? C'est vous imposer une fatigue inutile. Dépêchez-vous de tarir votre lait, et donnez à l'enfant du lait de vache, en poudre, ou stérilisé, ou condensé, ou mélangé à des farines, et vous verrez que le petit prospérera tout aussi bien. »

Non ! Et non ! Et non ! Toutes les fois que l'alimentation au sein est possible, il faut l'ordonner rigoureusement, exclusivement. La physiologie et la clinique, appuyées par des statistiques innombrables et fortifiées par le bon sens, démontrent que, pour les petits enfants, tout ce qui n'est pas le lait maternel n'est qu'une assez vilaine drogue.

Après cette profession de foi très nette, on ne pourra m'accuser d'indulgence coupable pour le lait condensé. Tout de même, il est des cas, malheureusement trop nombreux, où l'alimentation au sein est impossible.

Beaucoup de femmes sont de mauvaises nourrices ; elles ont du lait, mais la quantité est insuffisante, la qualité est médiocre, et l'enfant dépérit. Alors la seule ressource — car on ne peut songer à une nourrice à gages — est de compenser par un aliment artificiel l'aliment naturel défaillant. Or il semble bien que, parmi les aliments artificiels, le meilleur soit le lait condensé. Et, en effet, c'est un très bon lait qui n'a pas été chauffé au delà de 80°, auquel le seul produit étranger ajouté a été du sucre de canne, saccharose, substance chimiquement pure, de digestion facile. Les fraudes ne sont pas à redouter, et les fermentations bactériennes sont impossibles.

Dans ce petit livre de P. Lassablière, les médecins

liront avec profit ce qui a trait à ce que P. Lassablière appelle la *suralimentation lactée.* Il paraît prouvé, d'après ses observations cliniques, que, chez bon nombre de malades, prétuberculeux, tuberculeux chroniques, diarrhéiques ou dyspeptiques, le lait condensé a été utilement employé ; 250 grammes de lait condensé représentant à peu près autant de calories qu'un kilogramme de viande.

Certes l'aliment viande est excellent à bien des points de vue ; mais la viande n'est pas sans quelque inconvénient, surtout quand les reins ne sont pas absolument intacts. Au contraire, le rein élimine sans effort les produits de la digestion du lait.

En somme, pour l'adulte — comme pour l'enfant — le lait est un aliment supérieur à tous les autres. On ne trouvera pas mieux. J'ai coutume, dans mes cours, de présenter cette vérité à mes élèves, sous une forme qui la rend facile à retenir : « Rappelez-vous, leur dis-je, que, dans l'immense Nature, il n'y a qu'une seule matière qui ait été destinée à être un aliment. Le mouton et le bœuf sont destinés à être mouton et bœuf ; la luzerne et le blé à être luzerne et blé. Ne croyez pas que la Nature ait créé le blé pour le faire manger par l'homme ou la luzerne pour la faire manger par le mouton; il n'y a que le lait qui soit, par sa destination propre, réservé à l'ingestion et à la digestion. La fonction du lait est d'être un aliment. Voilà pourquoi c'est le meilleur aliment. »

Et, de fait, des millions d'expériences établissent sa supériorité alimentaire sur tous les autres produits, naturels ou artificiels. Le lait condensé, qui fournit du lait avec un minimum d'adultération, est donc, chez les malades, comme chez les gens bien portants, hautement recommandable.

Charles RICHET,

Professeur à l'Université de Paris,
Membre de l'Institut.

INTRODUCTION A LA 2e EDITION

Le succès de la première édition de ce petit livre tient autant à l'opportunité de cette publication qu'à l'impartialité des conclusions qui se dégagent de cette étude expérimentale, faite par un médecin doublé d'un physiologiste.

La guerre et l'après-guerre ont servi la cause du lait condensé en reproduisant, sur une grande échelle, les expériences que j'avais entreprises depuis 1911. Le résultat en a été identique : le lait condensé s'est affirmé comme un aliment sain; envisagé au triple point de vue de l'hygiène, de la clinique et de la biologie, il satisfait aux exigences modernes.

Dès lors, on comprend les services qu'il a rendus et ceux qu'il peut rendre encore, en intervenant efficacement dans cette crise que le lait subit.

Avant la guerre, il arrivait à Paris, par voie ferrée, environ 830.000 litres de lait par jour, tandis que les laitiers nourrisseurs des environs en procuraient 115.000 litres. La quantité totale journalière, qui était ainsi de 945.000 litres, est tombée, à fin octobre 1919, à 4.730 litres, malgré les relèvements de prix. La production locale ne dépasse pas 60.000 litres, les arrivages sont réduits à 413.000. Tels sont les chiffres officiels fournis par Martel (1).

Remarquons que le lait nous venait, avant la guerre, surtout du Loiret, de la Vienne, de l'Indre-et-Loire, de la Meuse, et que la plus grande partie nous était fournie dans un rayon de 50 à 100 kilomètres de la c pitale. Actuellement, on le recueille jusqu'à 400 kilomètres de Paris. L'augmentation de la durée des transports entraîne une aggravation de la contamination du lait. En fait, le produit distribué aux consommateurs, aux enfants, aux malades parisiens, n'a jamais été plus impur, plus souillé, plus dangereux. Bordas y a découvert jusqu'à 1 gramme de matières excrémentielles par litre, et 40 pour 100 des échantillons prélevés par le Service de la répression des fraudes ont eté reconnus adultérés. Dans un cas qui m'est personnel, l'analyse chimique a relevé plus de 40 pour 100 d'eau surajoutée, et je n'ai pas besoin d'ajouter que cette eau n'était pas stérilisée.

Cette crise du lait aurait eu des conséquences terribles pour notre population si le lait condensé n'avait

---

(1) *Le Nourrisson*, mars 1920, p. 107.

comblé le déficit, régularisé la consommation. Les régions les plus riches en lait ont pu, ainsi, approvisionner les plus pauvres. Grâce à sa conservation parfaite, la durée des transports n'intervenait plus sur sa qualité. Cependant, il appartient à ceux qui se sont fait les défenseurs du lait condensé, qui en ont généralisé l'emploi, de signaler courageusement le tort que font à sa cause certaines marques exotiques, de provenance extra-européenne. Nous ne saurions admettre que des stocks invendus, des laissés pour compte, soient fournis à la population, même à prix réduit, alors que le lait est manifestement de qualité inférieure.

Les raisons de cette infériorité en sont évidentes, si on veut se donner la peine de lire dans ce petit livre les détails de la fabrication du lait condensé aux Etats-Unis. Aussi, nous ne voulons pas qu'on mette sur le compte du lait condensé des insuccès, peut-être des accidents, qui sont le fait d'aliments avariés, qui tiennent à des vices de fabrication, et non au produit lui-même.

LE LAIT CONDENSÉ

I

HISTORIQUE

Aucun historique n'est plus fertile en enseignements que le rapide exposé que nous allons faire. Il n'est pas de produits alimentaires qui aient engendré une aversion aussi profonde, qui aient eu des détracteurs aussi passionnés que le lait condensé.

Actuellement il est possible de raisonner autrement que par sympathie et le lecteur impartial peut établir ses conclusions sur une argumentation abondante. Dans toute cette étude, il y a lieu d'enregistrer toutes les opinions et de ne tenir compte que des faits.

L'idée de conserver le lait par condensation et sucrage date de plus d'un siècle. Gallois et Debauve d'une part, Newton d'autre part pensèrent conserver le lait en l'évaporant. Newton l'additionnait de 1 à 2 % de sucre et préconisait déjà l'évaporation au bain-marie ou en présence d'un courant d'air chaud et même « en produisant dans le bassin un vide partiel », de façon à produire « une crème épaisse ou une pâte molle » (cit. par Lindet) (1).

En 1849, Martin Delignac rappelait, dans sa communication sur le lait condensé à l'Académie des sciences, qu'on avait déjà fait, disait-il, « une foule d'essais destinés à concentrer et conserver le lait, sans changer les principes constituants ni altérer sa saveur ». Il ajoutait qu'aucun de ces essais n'avait réussi complètement et que leur insuccès était la cause qu'aucune de ces préparations ne s'était répandue, malgré les besoins réels. Il fallait, selon lui, pour réussir et obtenir un produit sain, empêcher la crème de se séparer du lait, soit par le contact de l'air, soit par la cuisson; il fallait aussi lui conserver la propriété qu'elle a de se dissoudre dans l'eau, la défendre de toute saveur de recuit ou autre, et préserver le produit

1) Lindet, *Le Lait*, Gauthier-Villars, Paris 1907.

ainsi conservé de toutes les influences délétères par une fermeture parfaite. Passant de la théorie à l'action Martin Delignac mit au point un procédé qu'il préconisa et qui consistait à évaporer dans le vide le lait préalablement sucré de 75 grammes par litre. Il évaporait le lait sur une large bassine chauffée au bain-marie à une température qui n'excédait jamais 100°, en ayant soin d'agiter incessamment avec une spatule. Selon lui, l'épaisseur de la couche de lait ne devait pas dépasser un centimètre. Lorsque le lait était arrivé à la consistance du miel ou à peu près, qu'il était réduit à raison de 200 grammes en poids pour un litre, on l'enfermait alors dans des boîtes en fer-blanc soumises à l'ébullition dans un bain-marie pendant dix minutes et closes enfin par une soudure à l'étain. D'après lui, pour obtenir le lait normal revivifié, on devait rajouter une quantité d'eau égale à quatre fois le volume du lait condensé. Dans sa pensée, ce « lait de conserve », ainsi qu'il l'appelait, devait être exclusivement destiné à l'exportation aux colonies.

L'idée d'introduire dans l'hygiène infantile un nouvel aliment remonte à Liebig en 1867. Cette fois ce n'était pas une conserve destinée à suppléer au défaut de lait frais, mais un véritable lait, artificiel à vrai dire, prétendant en posséder toutes les qualités. La préparation de ce lait artificiel est bien différente des procédés de fabrication du lait condensé. D'après Liebig, le lait artificiel s'obtenait ainsi : « On fait bouillir, disait-il, 16 grammes de farine de froment avec 160 grammes de lait écrémé jusqu'à ce que le mélange soit transformé en une bouillie homogène. On le retire du feu et l'on ajoute immédiatement 16 grammes d'orge germée, qui aura été broyée dans un moulin à café et mélangée avec 32 grammes d'eau froide et 3 grammes d'une solution de bicarbonate de potassium (celle-ci étant faite avec onze parties d'eau et une partie de bicarbonate). Après avoir rejeté l'orge germée on met le vase dans l'eau chaude et on le place dans un endroit chaud, jusqu'à ce que la bouillie ait perdu sa consistance épaisse et soit devenue douce et limpide comme de la crème. Au bout de quinze à vingt minutes on remet le tout sur le feu ; on fait bouillir pendant quelques instants et l'on fait ensuite passer le lait à travers un tamis serré qui retient les matières fibreuses de l'orge. Avant de donner le lait à l'enfant, il est bon de l'abandonner au repos pour qu'il laisse déposer les matières fibreuses qui sont restées en suspension. »

Le lait artificiel de Liebig était donc bien différent comme préparation et comme composition des laits condensés modernes ; à vrai dire, il en différait totalement par les produits alimentaires et chimiques qu'on lui ajoutait (farine de froment, orge germée, bicarbonate de potassium). L'autorité de Liebig assura le succès du « lait artificiel » en Allemagne et en Angleterre. Néanmoins, en France, ce produit rencontra, non sans raison, une hostilité à peu près unanime, et Guibourg, Poggiale, Bouley, Bouvet, Depaul le combattirent violemment et le discréditèrent sans recours. A la suite de son insuccès en France, par une équivoque regrettable, on confondit le lait condensé et le lait artificiel, pourtant bien différents. Or le lait condensé proprement dit, tel que l'avait préconisé Martin Delignac, c'est-à-dire obtenu par la condensation du lait et par la simple addition de sucre, continua à se perfectionner et à bénéficier d'une fabrication sans cesse en progrès. Son usage se propagea surtout en Angleterre; mais en France la faillite du lait artificiel avait nui au développement de tous les produits qui lui ressemblaient de près ou de loin, et il fut très peu employé.

En 1877, Blake (*The American Journal of Obstetrics*), parlant de la difficulté où l'on était de trouver dans le lait de vache une nourriture homogène pour les enfants, quand le lait de la mère fait défaut, émettait l'idée qu'un produit qui remplacerait le lait de vache pur serait extrêmement utile, à la condition toutefois que l'on pût se procurer ce produit partout et à prix modéré, qu'il fût d'une qualité uniforme, capable de supporter un changement de climat sans être modifié dans sa composition, par le mouvement.

Or Blake affirme que le lait condensé vendu en boîtes de fer-blanc scellées répond à ces desiderata et qu'il peut fournir un aliment complet et convenable pour les nourrissons. S'appuyant sur son expérience et sur celle d'un grand nombre de médecins, il prétend déjà que le lait condensé étendu d'eau est préférable au lait de vache pur dans l'alimentation infantile, lorsque l'allaitement au sein est impossible. La même opinion se retrouve plus affirmative encore sous la plume du docteur James Reynolds, qui l'employa avec succès à l'asile des Enfants trouvés de New-York. A côté de cette faveur si marquée, le lait condensé rencontra quelques détracteurs, même en Angleterre. On l'accusa de provoquer chez les enfants des troubles dyspeptiques, de la diarrhée, des éruptions (Saulny) ; on prétendit que les enfants nourris au lait condensé sucré, bien qu'ils fussent gras, restaient pâles, indolents et apathiques et qu'ils s'acheminaient vers le rachitisme avant la fin de la première année (Starr, de Philadelphie); enfin on insinua que dans les cas heureux, malgré l'apparence de leur robustesse, la vitalité des enfants ainsi nourris était très diminuée et que leur réceptivité morbide en était augmentée.

Pendant quelques années, les critiques devinrent si nombreuses que même en Angleterre la cause du lait condensé sembla compromise, sinon perdue. En France, de nouvelles tentatives pour introduire le lait condensé ne furent pas plus heureuses. Un comité de la Société française d'hygiène, après une enquête trop rapide, élabora un rapport dont les conclusions sont les suivantes :

1° Le lait condensé dilué avec de l'eau fournit un lait artificiel incontestablement inférieur au lait de femme ;

2° Les étiquettes placées sur les boîtes contiennent des indications sur le mode d'emploi qui sont erronées ou insuffisantes comme précision ;

3° Lorsqu'il est étendu de trop d'eau (six à dix parties d'eau), le lait condensé ne doit pas être considéré comme un aliment ;

4° Dilué avec deux ou trois parties d'eau, le lait condensé peut convenir aux enfants après le troisième ou quatrième mois. Toutefois on ne saurait sans danger le donner exclusivement.

Dans la *Revue Médicale* de Birmingham, Hill prononce un nouveau réquisitoire contre le lait condensé. Il conteste les bons résultats avancés par certains médecins et soutient le paradoxe que certains enfants peuvent devenir forts et robustes « avec n'importe quoi ».

Continuant à philosopher, il s'appuie sur des suppositions empruntées à la chimie. Pour lui, si l'on ajoute assez d'eau au lait condensé pour que les matières albuminoïdes soient de mêmes proportions que dans le lait de femme, l'excès de sucre de canne entraîne des troubles gastro-intestinaux graves; si la dilution est plus étendue, le sucre de canne est bien toléré et assimilé, mais les matières albuminoïdes sont en quantité insuffisante pour offrir une nourriture convenable à l'enfant et lui permettre de résister aux maladies. Cependant Hill concède que quand le lait de vache n'est pas toléré par l'enfant, on peut temporairement recourir au lait condensé, dont le coagulum de caséine est plus finement divisé et d'une digestion plus facile. La contradiction est étrange. Nous retrouverons les mêmes arguments philosophiques chez la plupart des détracteurs du lait condensé, en Allemagne comme en France.

Rosenthal va même plus loin. Il reconnaît que les enfants qui prennent du lait condensé deviennent gros et gras, en raison de la grande quantité de sucre dissous qu'ils absorbent, dit-il. Mais au bout de cinq à six semaines, les enfants, déclare le professeur allemand, commencent à vomir tout ce qu'ils prennent, à avoir de la diarrhée, à dépérir. Les affirmations de Rosenthal étaient bien imprudentes, étant donné qu'il est prouvé actuellement que le lait condensé agit efficacement non seulement contre les vomissements, mais contre la diarrhée.

La littérature médicale contient d'autres exemples de la légèreté et de la suffisance des savants allemands ; il n'y a donc pas lieu de s'en étonner.

Uffelmann condamne également le lait condensé, ainsi que Fleichmann et la plupart des médecins allemands. L'un d'eux, Baginsky, reprend les arguments de Hill et reproche au lait condensé sa forte proportion de sucre, ou si la dilution est plus étendue, son défaut de matières albuminoïdes.

En France, il me semble que, à la suite de ses insuccès du début, le lait condensé ait été expérimenté timidement, sans conviction, avec la crainte de voir apparaître des accidents. Peut-être aussi les essais furent-ils continués avec des laits condensés de qualité inférieure, et nous verrons plus loin que la qualité de ce produit alimentaire dépend comme pour tous les autres, de sa fabrication. Peut-être aussi le mode d'emploi, le coupage, la ration furent-ils défectueux; en tout cas, les conclusions restèrent défavorables pour le lait condensé. Les essais de Chantreuil, Tarnier,

Budin les amenèrent à confirmer les désavantages de ce produit.

Le professeur Marfan, dans son *Traité d'allaitement*, rejette l'emploi du lait condensé dans l'allaitement artificiel.

Il reconnaît (1) cependant qu'on peut l'employer dans certains cas exceptionnels, en voyage, en mer, aux colonies par exemple.

Plus récemment, dans une revue sur les succédanés du lait stérilisé (2), le professeur français accorde quelques avantages nouveaux au lait condensé en raison de sa pureté bactériologique, sa facilité de conservation, surtout en été quand on manque de bon lait. Il recommande même le lait condensé dans le traitement de certains troubles digestifs ; mais toutefois, dit-il, le lait condensé doit être considéré comme un aliment supplémentaire ou transitoire.

Comby (3) considère également le lait condensé comme un accessoire de l'alimentation infantile

(1) Marfan, *Traité de l'Allaitement*, 1902.

(2) Marfan. Les succédanés du lait stérilisé, lait condensé, lait desséché. *Le Nourrisson*, n° 1, janvier 1817.

(3) Comby, *Dictionnaire d'hygiène des enfants*.

qu'il faut manier avec discrétion, car, selon lui, il est une cause très fréquente de scorbut infantile.

Variot lui fait le même grief : « L'emploi de ce lait, dit-il, donne rarement de bons résultats, prédispose particulièrement au scorbut et au rachitisme (1). »

En 1913, cependant, Variot présentait à la Société de pédiatrie quelques observations de vomissements incoercibles de nourrissons qui avaient été arrêtés par le lait condensé sucré. Son élève Longevialle confirma dans sa thèse l'action antiémétique des laits hypersucrés et du lait condensé sucré (2).

On peut juger par ce qui précède de la défaveur que rencontra le lait condensé dans les milieux médicaux. On peut affirmer que, officiellement, le procès était perdu. Cependant quelques médecins ne craignaient pas de s'élever contre l'ostracisme régnant. En 1891, le docteur Welling faisait une communication à la Société protectrice de l'en-

---

(1) Variot, *Traité d'hygiène infantile*, 1910.

(2) Longevialle, *Les effets de l'hypersucrage du lait dans le traitement des dyspepsies infantiles et les vomissements*. Thèse de Paris, 1913, Steinheil.

fance d'Orléans, que nous reproduisons, car elle fixe une date dans l'histoire du lait condensé.

« En 1873, comme nous le rappelait dernièrement M. le docteur Matton de Forges, M. le docteur Bouchut, de Paris, recommandait déjà à cette époque le lait concentré et en prenait chaque matin une tasse à son arrivée à l'hôpital. M. le docteur Just. Lucas-Championnière, de Paris, et M. le docteur Flamain, de Châlons, l'expérimentèrent dès 1882 et en obtinrent d'excellents résultats chez les enfants dans un état menaçant de diarrhée verte ou d'émaciation extrême.

« Connaissant les résultats si favorables obtenus en Angleterre et en Amérique avec le lait concentré et ayant eu à diverses reprises l'occasion de les constater à Rouen même, dans les familles anglaises, nous avons conseillé l'usage de ce lait à partir de 1881, pour éviter absolument la mortalité des nouveau-nés par la diarrhée. Les résultats obtenus ont confirmé toutes nos espérances et depuis dix ans que nous l'employons nous n'avons plus observé dans notre clientèle un seul cas de décès par la diarrhée chez les enfants élevés de la sorte. Il arrive même très rarement qu'ils soient atteints d'une diarrhée légère et sans aucune gravité.

« Nous savons que bien des préventions existent contre ce mode d'alimentation surtout chez les personnes qui n'ont jamais eu l'occasion de l'employer, mais les raisonnements les plus compliqués ne pourront détruire les résultats obtenus par une longue pratique dans d'autres pays et par un certain nombre de médecins en France et par nous à Rouen et qui se traduisent par une mortalité de zéro par la diarrhée.

« Nous avons toujours conseillé jusqu'à ce jour le lait concentré sucré parce que c'est celui-là même que nous avons vu constamment employé dans les familles étrangères et comme nous n'avons eu qu'à nous louer des résultats exceptionnellement satisfaisants qu'il nous a toujours donnés, nous n'avions aucune raison pour en changer et en essayer d'une autre sorte.

« D'un autre côté, on sait aussi que le lait de vache contient trois fois plus de caséine et moitié moins de sucre que le lait de femme, et que pour donner au lait de vache une composition à peu près similaire à celui du lait de femme, il faut mélanger un volume de lait de vache avec deux volumes d'une solution de sucre de lait de 12 %. Dans ce cas, le liquide ainsi obtenu se coagule, de même que le lait maternel, en fines masses granuleuses et non plus en gros caillots comme le lait de vache ordinaire.

« En faisant usage de lait concentré sucré qu'on étend d'un certain nombre de fois de son volume d'eau, on ne fait donc que se conformer à la règle précédente, tandis qu'on s'en éloigne avec le lait concentré non sucré (1).

« On prépare chacun des repas de l'enfant, seulement au moment du besoin et pendant la première semaine, avec une cuillerée à café de lait concentré qu'on délaye dans quatorze cuillerées à café d'eau, préalablement filtrée et bouillie, refroidie à la température d'environ 36°; puis, lorsque son appétit a augmenté, on mélange une cuillerée à dessert de lait concentré avec quatorze cuillerées à dessert d'eau ou bien encore, si cette dernière quantité paraissait ne pas suffire, on

(1) L'auteur, ne s'appuyant plus ici sur des faits mais sur des suppositions théoriques, arrive à des conclusions erronées. Voir plus loin.

prendrait une cuillerée à dessert et demie de lait et vingt et une cuillerées d'eau; généralement ces mélanges sont bien supportés et peuvent être continués. Il est recommandé de ne pas faire bouillir le lait concentré et de jeter la petite quantité de lait qui peut rester dans le biberon après le repas de l'enfant.

« Au contraire, si les digestions devenaient laborieuses, surtout si l'on observait les symptômes classiques de l'indigestion et si l'on retrouvait dans les évacuations des grumeaux de lait non digéré, il y aurait lieu de mélanger une cuillerée de lait avec quinze ou seize ou dix-sept ou même dix-huit cuillerées d'eau (1). C'est nécessairement une affaire de tâtonnement ; aucune règle précise ne saurait être donnée à cet égard et on aurait soin de s'en tenir au mélange avec lequel on obtiendrait de bonnes digestions.

« D'un autre côté, si l'enfant vidait plusieurs fois son biberon avidement jusqu'à la dernière goutte et s'il manifestait par ses impatiences et

1) Ces coupages nous paraissent beaucoup trop étendus. Peut-être que le lait employé par Welling était-il beaucoup plus évaporé que les laits condensés actuels ?

par ses cris que sa faim n'est pas assouvie, on lui préparerait ses repas avec une cuillerée de lait et seulement douze ou treize cuillerées d'eau.

« Le lait concentré est d'une administration extrêmement commode : qu'on s'absente pour une ou plusieurs journées seulement ou qu'on entreprenne un plus long voyage, rien n'est plus facile que d'en emporter avec soi une ou plusieurs boîtes; l'enfant a ainsi toujours la même nourriture dans quelque endroit qu'il se trouve, ce qui est de la plus haute importance, et nous avons eu l'occasion de voir des enfants âgés de moins d'un an, nourris de la sorte, qui avaient fait à plusieurs reprises, et cela sans le moindre inconvénient, la traversée de la Manche ou de l'Atlantique.

« Comme il est bien recommandé que les repas doivent être préparés au moment même où ils doivent être absorbés, il en résulte qu'il ne tourne pas, qu'on n'en perd jamais, si bien que l'élevage d'un enfant avec le lait concentré ne revient pas plus cher dans notre ville qu'avec le lait de vache ordinaire. Les sociétés charitables et les dispensaires auraient tout avantage à le donner, car on sait fort bien que le lait de vache qu'on y délivre n'est que trop souvent employé par les parents pour leur soupe ou leur café au lait, tandis qu'avec le lait concentré ces abus se produiraient certainement plus rarement.

« Le lait concentré sucré que nous avons prescrit depuis une dizaine d'années nous a toujours donné toute satisfaction. puisque, depuis cette époque, nous n'avons plus eu dans notre clientèle un seul décès d'enfant par la diarrhée.

« Mais, pour dire toute la vérité, nous devons constater que ce mode d'élevage exige, encore plus que le lait stérilisé, l'observation des règles d'hygiène et les précautions aseptiques les plus minutieuses. Il faut que tout ce qui concerne la préparation des repas se fasse dans des conditions de propreté exquise et que le biberon soit lui-même stérilisé au moins une fois par jour en le faisant bouillir pendant un quart d'heure au bain-marie. La Société protectrice de l'Enfance, qui a pour but essentiel de diminuer la mortalité des nouveau-nés, répandra en conséquence, dans la mesure de ses ressources, le lait concentré pour ses petits protégés, puisqu'il est reconnu qu'avec quelques boîtes on peut les empêcher de mourir de la diarrhée. Ce sauvetage de l'enfance se réduit donc, en somme, à une simple question d'argent. »

En 1893, le docteur Flamain, de Châlons-sur-Marne, faisait paraître, dans la *Normandie médicale*, un article que nous reproduisons, nous faisant un devoir de rendre hommage à ce précurseur courageux et persévérant :

LAIT CONDENSÉ

« L'été de 1892 aura fourni la plus belle démonstration des bons effets du lait concentré. Les cas de mort par diarrhée infantile ont été nombreux aussi bien à la campagne qu'à la ville. Ils se sont élevés, pour Rouen, à 602 sur 954 décès de 0 à un an; pour Reims, à 466 sur 796, et il n'est pas un village de la région qui n'ait payé son tribut.

« Tous les enfants élevés au lait de vache ont dû être plus ou moins atteints, et dans ma clientèle j'ai eu l'occasion de conseiller cinq fois le lait concentré dans des cas très graves et où cependant les enfants ont guéri.

« Si donc j'avais une formule à donner pour l'élevage des enfants, je dirais : Toutes les fois qu'on le peut, il faut élever les enfants au sein. Dans le cas contraire, on est autorisé à essayer le lait de vache du mois de novembre au mois de juin chez les enfants qui naissent en hiver. Chez ceux qui naissent au printemps et en été, le lait concentré est seul permis, et du 1er juin au 1er novembre tous les nourrissons sans exception, même ceux d'hiver, doivent être élevés au lait concentré.

« Les précautions à prendre dans l'emploi du lait concentré sont très simples et peu nombreuses. Il ne faut préparer à la fois que la quantité nécessaire pour le repas, mais une boîte ouverte et commencée peut se conserver durant plusieurs jours. La proportion de lait condensé à délayer dans de l'eau tiède, préalablement bouillie, est de 1 pour 12 ou 14. Le critérium le plus certain est de goûter le lait préparé; s'il n'est pas assez sucré, c'est qu'il n'y a pas assez de lait concentré ; s'il est trop sucré, c'est qu'il y en a trop. Le vase dans lequel on le donne à l'enfant n'a pas d'importance ce qu'on doit lui demander c'est qu'il soit facile à nettoyer. Par conséquent, une simple bouteille avec une tétine suffit.

« Ce lait étant plus agréable que le lait de vache, les enfants en boivent beaucoup plus ; quelquefois ils en boivent trop, ce qui leur amène des indigestions. Etant prévenu de ce fait, on doit les rationner, soit pour la quantité absorbée chaque fois, soit pour le nombre des repas.

« Je viens de relater ce que l'expérience m'a appris sur le lait concentré. Il me reste à faire connaître comme je l'ai acquise.

« Pendant l'été de 1872, j'avais observé de nombreux cas de diarrhée infantile, presque toujours funestes, et j'en avais été vivement impressionné. Bien qu'ayant été interne quinze mois à l'hôpital des enfants et six mois dans le service d'accouchements de la Pitié, je n'avais pas eu jusqu'alors une idée bien nette de la maladie. La seule notion que je retirai de cette première observation fut que c'était le lait de vache même pur et de bonne qualité qui amenait le mal. Les étés suivants furent moins meurtriers, et je me bornai à conseiller le lait de chèvres qu'on nourrissait spécialement.

« En 1876, les décès furent plus nombreux. Un jour, je fus appelé dans une famille d'ouvriers pour une de ces diarrhées très graves. La jeune mère, accouchée depuis six semaines, était arrivée au dernier degré de la phtisie; elle est morte un mois plus tard. La sage-femme, ignorant son état, lui avait permis de nourrir l'enfant, qu'on avait dû sevrer après quelques semaines. Le lait de vache, donné dans d'aussi mauvaises conditions, avait produit son effet habituel. Le lait de chèvre, que je conseillai ensuite, ne réussit pas mieux. L'enfant ne semblait pas avoir vingt-quatre heures à vivre. En désespoir de cause et par acquit de conscience, je prescrivis le lait condensé, que j'avais connu au siège de Paris. Quel ne fut pas mon étonnement, le lendemain, de trouver l'enfant amélioré et supportant un nouvel aliment. A partir de ce jour, il n'eut d'autre nourriture que le lait concentré et devint un superbe bébé. Plus tard, à 6 ans, lorsque je le perdis de vue, c'était encore un vigoureux enfant. Ce cas fut pour moi une révélation.

« J'avais alors moi-même une petite fille de 6 mois qui avait une légère atteinte de la maladie. Sa mère, un peu fatiguée de trois accouchements rapprochés, ne pouvait suffire à la nourrir avec le sein. Le lait de chèvre et surtout le lait de vache amenaient la diarrhée. Le lait concentré, au contraire, fut très bien digéré. Plusieurs fois j'en fis l'épreuve et la contre-épreuve, et toujours avec le même résultat. Mon opinion était alors faite, et ma conviction n'a fait que s'accroître avec le temps.

« Malgré les notabilités françaises et surtout étrangères que certains critiques opposent au lait concentré, je conserve intacte ma conviction. A mon avis, la question est mal posée. Quand on serre de près ce sujet, on arrive à énoncer la proposition suivante : tous les ans, pendant les mois d'août et de septembre, il meurt en France de diarrhée verte, de 20 à 30 ou 40.000 enfants, selon les années. Cette diarrhée est occasionnée uniquement par le lait de vache, même bien administré. Le lait concentré, au contraire, peut prévenir cette maladie et, par conséquent, sauver la plupart des enfants.

« La question consiste donc à vérifier si les faits sont bien conformes à l'énoncé de cette proposition. Qu'on fasse l'emploi pendant quelques années de lait concentré au point de vue spécial de la diarrhée d'été et qu'on examine ensuite les résultats. Ces deux éléments, lait concentré et diarrhée d'été, sont inséparables et toute discussion qui prendra une autre base risquera de ne pas aboutir.

« Certains médecins fondent en grande partie leur opposition sur l'analyse chimique, qui montre un lait pauvre en graisse et en caséine. Il ne s'agit pas de rechercher un lait nutritif, mais un lait facile à digérer ; cette pauvreté relative est précisément une qualité qui le rapproche du lait de femme. Mais encore une fois ce n'est là que le petit côté de la question. Le fait capital est l'innocuité du lait concentré par rapport à la diarrhée d'été. Ce n'est pas, comme cela a été dit, un moyen transitoire de traitement pour cette diarrhée. Celle-ci guérit seule, pourvu qu'on supprime le lait de vache et qu'on se borne à donner de l'eau de riz, de l'eau panée, de l'eau de Vals ou encore de l'eau sucrée. Mais il faudra bien recommencer à donner un aliment à l'enfant, et c'est alors que le lait concentré administré convenablement, c'est-à-dire à doses progressives, réussira très bien et montrera sa supériorité sur le lait de vache. »

En 1912, dans le *Bulletin médical* du 11 juin, le docteur Loir préconise hardiment le lait condensé comme un moyen très efficace pour lutter contre la grande mortalité des enfants du premier âge. C'est une nécessité pour nous de reproduire en partie son article :

« Le lait condensé est considéré par les uns comme un lait chimique, par d'autres comme un médicament. Il contient du sucre et voilà pourquoi, très probablement, on se défie de lui. De plus, il est employé souvent par des gens peu fortunés, chez lesquels les règles de l'hygiène sont inconnues, et alors toutes les maladies qui surviennent aux bébés sont mises sur son compte.

« Depuis neuf ans je fais le cours d'hygiène à l'Ecole nationale supérieure d'agriculture au Jardin colonial. Je n'ai jamais manqué de dire à ces jeunes agriculteurs, qui vont partir pour les colonies, que leur devoir, dès qu'ils arrivent dans les pays chauds, est de pousser à l'élevage des animaux qui donnent du lait, quand cet élevage est possible dans le pays. Malheureusement, souvent il ne l'est pas. Il faut donc chercher à se tirer d'affaire autrement, et c'est précisément le service que rend dans ces régions le lait condensé.

« Je ne pourrais trouver une attestation plus récente à l'appui de cette affirmation que la communication faite à la séance du 10 avril dernier de la Société de pathologie exotique, par M. le docteur Nicolas sur ce qu'il a observé à ce sujet en Nouvelle-Calédonie : « En France, a dit textuellement notre confrère, on n'utilise pas pour l'allaitement artificiel le lait condensé, mais le lait de vache bouilli ou stérilisé à domicile, ou industriellement. Aux colonies, et surtout en Nouvelle-Calédonie, on fait un usage presque exclusif de lait condensé. C'est pourtant un pays d'élevage, mais où la véritable vache laitière est à peu près inconnue, où, sauf de très rares exceptions, on ne trait pas les vaches. D'ailleurs, elles donnent de deux à cinq litres de lait en moyenne, car les pâturages n'existent que de nom. » D'autre part, l'allaitement au sein n'est pas en faveur; si bien qu'on nourrit presque tous les enfants au biberon et au lait condensé.

« Notre confrère a raconté qu'au début de son séjour sur la Grande-Terre il fit immédiatement campagne contre ces pratiques, prédisant toutes sortes de calamités aux mères qui nourrissaient ainsi leurs enfants. « Or, dit-il, au bout de trois « ans d'observation je fais mon *mea culpa*, et « force m'est de reconnaître qu'en Calédonie, dans « la brousse, les familles nombreuses sont la « règle, l'usage du biberon et du lait condensé « est chose courante et que, pourtant, la morta- « lité infantile est très faible (1). »

« Si j'ai fait allusion à cette partie de mon enseignement au « Jardin colonial » de Paris, c'est pour montrer que je n'étais pas, jusqu'au mois d'août dernier, partisan du lait condensé; mais les faits que j'ai eus devant les yeux étaient tellement probants, bien qu'en désaccord avec mes idées antérieures. qu'ils m'ont convaincu. Il me semblait que j'avais découvert quelque chose de nouveau et j'en fis part à M. le docteur Metton-Lepouze, inspecteur de l'Assistance publique dans le département de la Seine-Inférieure. Il me répondit que tous les pédiatres connaissaient la valeur du lait condensé dans l'alimentation infantile et

(1) *Bulletin de la Société de pathologie exotique*, 1912, numéro 4, pages 231 et 232.

qu'il priait M le docteur Welling, président de la Société protectrice de l'Enfance à Rouen, de m'envoyer des documents à ce sujet. Ce qui eut lieu. Depuis lors, je recommande chaque fois que la chose est possible — et quand l'allaitement au sein est impossible — la « goutte de lait »; mais lorsque cette dernière, pour une raison ou pour une autre. est elle-même inapplicable, je conseille le lait condensé. Or, les enfants se portent très bien; les nourrices sont satisfaites, tant au point de vue de la simplicité qu'à celui de la dépense. Le prix de revient du lait condensé est bien de 35 centimes le litre environ, mais on n'a pas tous les inconvénients de préparation, d'ébullition que nécessite le lait ordinaire.

« ... J'ai en ce moment (février 1912) 21 enfants de moins d'un an en surveillance ; ils se portent tous bien ; un est au sein, un à l'appareil Budin, trois à la « Goutte de lait », huit au lait de l'épicier ou au lait cacheté, huit au lait condensé. J'ai retrouvé onze enfants âgés de quatre à douze ans qui ont été élevés au lait condensé et sont tous en bon état de santé. »

La conviction avec laquelle les rares partisans du lait condensé défendaient sa cause m'invita moi-même à l'expérimenter. En effet, après Marfan et Comby qui n'autorisaient l'emploi du lait condensé que d'une façon très limitée, après Variot et Uffelmann qui le condamnaient irrémédiablement comme prédisposant au rachitisme et au scorbut, il y avait lieu de considérer les opinions de Welling, de Flamain et de Loir comme des faits nouveaux exigeant la révision du procès.

En compulsant toute la littérature médicale il m'apparut que le jugement qu'on portait sur le lait condensé s'appuyait sur des raisons de doctrine, sur des arguments tantôt philosophiques, tantôt chimiques. Or l'hygiène infantile relève des mêmes lois que la physiologie. C'est par l'expérimentation des faits et non par la critique des théories qu'elle peut progresser. Anatole France a raison de dire que les théories ne sont créées que pour souffrir les faits qu'on y met, être disloquées dans tous leurs membres et finalement crever comme des ballons. Pour moi le problème se posait sous la forme du déterminisme expérimental. Rejetant toute idée préconçue, écartant tout parti-pris passionné, je me contentai d'enregistrer des faits qui se produisaient toujours dans les mêmes conditions expérimentales. Dans une communication (1) que je fis à l'Académie de médecine en 1914, j'apportais non pas des observations faites au hasard de la clinique, mais les résultats d'une véritable étude expérimentale : « Nos recherches, disais-je, ont porté sur 48 enfants dont 16 ont été exclusivement nourris au lait condensé. Les autres (32) reçoivent à la fois le lait condensé et le lait maternel. Les 16 enfants nourris exclusivement au lait condensé en ont fait usage à des périodes diverses de leur existence, ainsi que l'indique le tableau suivant :

	Nourris au lait condensé de :
2 enfants	1 à 3 mois
2 enfants	2 à 6 mois
2 enfants	6 à 12 mois
1 enfant	3 à 6 mois
3 enfants	1 à 12 mois
2 enfants	6 à 9 mois
1 enfant	7 à 14 mois
2 enfants	2 à 18 mois
1 enfant	16 à 18 mois

(1) *Etude expérimentale sur la valeur alimentaire et thérapeutique du lait condensé.* (Académie de Médecine, 27 janvier 1914.

« Pour l'administration de ce lait, notre expérience nous a appris qu'il convenait de diluer une cuillerée de lait condensé dans quatre d'eau bouillie, soit une cuillerée à café dans 40 grammes d'eau environ, deux dans 80 grammes, trois dans 120 grammes, quatre dans 160 grammes. Tel est le coupage qu'il convient d'adopter à partir du quatrième mois, mais pendant les trois premiers mois l'enfant doit absorber un lait plus dilué; c'est ainsi que j'ai adopté une cuillerée à café dans 50 grammes d'eau pendant les deuxième et troisième mois. De ce lait ainsi étendu les enfants ont absorbé une quantité quotidienne calculée d'après les indications que j'ai données antérieurement sur la ration.

« Les résultats obtenus nous permettent de tirer les conclusions suivantes : à savoir que les enfants nourris exclusivement, même dès leur naissance, avec le lait condensé ont eu une croissance normale. Nous avons constaté en outre que cette croissance s'est poursuivie sans que les fonctions digestives aient cessé de s'effectuer régulièrement. Même chez des enfants nourris exclusivement avec ce lait pendant douze à dix-huit mois, deux ans, nous n'avons jamais constaté de stigmates de scorbut ou de rachitisme.

« De plus, quelques enfants présentaient des troubles digestifs graves (vomissements, diarrhée) et se trouvaient considérablement retardés dans leur croissance. Leurs différents troubles ont cédé peu après l'administration du lait condensé et ils ont rattrapé leur retard pondéral.

« Un enfant pesant à un mois 3.000 grammes pesait 9.500 grammes à dix-huit mois ; un autre pesant 5.600 grammes à six mois, pesait 9.052 grammes à douze mois; un autre pesant 6,050 grammes à cinq mois, pesait 8.980 grammes à douze mois, etc.

« Il n'est pas dans notre pensée de prétendre que le lait condensé possède une vertu curative, nous constatons seulement le fait que le lait condensé est bien toléré même par les enfants malades.

« D'autre part, dans les diarrhées du jeune âge, en étendant ce lait non plus d'eau bouillie, mais d'eau de riz, dont on connaît les propriétés astringentes, on a d'excellents résultats sur les diarrhées, tout en alimentant des organismes en voie de cachexie. Il résulte donc de ces recherches que ce lait constitue un aliment sans danger d'une valeur thérapeutique non négligeable. »

Depuis lors, j'ai accumulé les faits et les observations, quelques-unes ont servi de documentation à la thèse de mon élève Pouech. Je puis avancer que j'ai nourri longtemps et exclusivement des centaines d'enfants avec du lait condensé et plus que jamais mes conclusions restent immuables. Bien plus, j'ai eu l'occasion aux armées de traiter nos soldats atteints de diarrhée des tranchées et même de dysenterie avec le lait condensé à l'eau de riz et toujours avec le même succès.

Enfin, au cours de cette étude, nous pourrons voir les heureux effets de cette médication dans les entérites des tuberculeux. Quoi qu'il en soit, tout en me gardant de toute tendance à l'exagération, je pense que le lait condensé mérite la faveur des médecins. D'ailleurs, actuellement, cet aliment, après la grande épreuve de la guerre, où il a rendu tant de services, a vu de grandes sympathies lui revenir en France, en Angleterre et même en Amérique. J'ai eu la satisfaction de lire dans le *New-York Medical Journal* du 27 novembre 1915 une remarquable étude sur le lait condensé qui confirme les faits que j'avais avancés, et qui donne également l'explication des divergences des différents auteurs. Cette étude, qui expose longuement les procédés de fabrication du lait condensé et qui fait connaître le grand nombre de variétés de ce lait actuellement sur le marché, conclut que la valeur du lait condensé sucré dépend des soins et de la propreté apportés à sa fabrication.

Lors d'un concours ouvert en 1915 par le *New-York Medical Journal* sur la valeur du lait condensé, le gagnant, le docteur Fanz, a confirmé également toutes mes conclusions et il vante la valeur alimentaire et thérapeutique de ce produit dans l'allaitement artificiel.

Enfin, tout récemment, en janvier 1919, le professeur Calmette faisait une communication retentissante à l'Académie de médecine (1). Après avoir rappelé la mortalité effroyable qui sévit à Lille pendant l'occupation allemande, après avoir décrit l'état de misère physiologique des habitants, le

(1) Calmette, Acad. de méd., 28 janvier 1919.

développement de la tuberculose, dus aux privations, à une alimentation insuffisante, Calmette révélait un fait inattendu, surprenant : la diminution de la mortalité infantile de 0 à 1 an, due exclusivement à ce que le seul aliment absorbé par les nourrissons était du lait condensé sucré fourni par le Comité de secours neutre.

« L'expérience, dit-il a démontré l'excellence tout à fait remarquable de ce régime : avec l'usage exclusif du lait concentré sucré, nos consultations de nourrissons, qui n'ont pas cessé d'exercer leur activité, ont vu disparaître les entérites et les troubles gastro-intestinaux, auxquels, avant la guerre, succombaient, à Lille, 18 à 21 % des bébés au cours de la première année. »

Après l'évidence de tels faits, après de tels témoignages, peut-il rester un doute sur la valeur du lait condensé?

II

FABRICATION

1° Lindet (1) nous fait connaître le procédé communément en usage. Il consiste dans l'emploi d'un appareil ou chaudière en cuivre, munie, dans sa partie inférieure, d'un serpentin de vapeur et d'un col de cygne aboutissant au réfrigérant condenseur. Enfin, une pompe sert à l'élévation des eaux condensées, ce qui permet au liquide de bouillir à une température inférieure à son point d'ébullition normale. Dans l'application, le lait est d'abord chauffé au bain-marie à une température de 94° C et additionné de sucre de canne à une proportion de 13 %, puis dirigé dans la chaudière

(1) Lindet, *Le lait, la crème, le beurre, les fromages.* Gauthier-Villars, 1907.

à cuire dans le vide. On commence par faire le vide en envoyant un jet de vapeur que l'on condense immédiatement, on fait arriver le lait chaud qui, saisi par la dépression, entre en ébullition.

Enfin, quand la densité du produit ainsi obtenu atteint de 32 à 34° Baumé, on arrête l'évaporation. On a alors une sorte de sirop encore tiède où les 4/5 du lait primitif ont disparu par évaporation d'eau et qui représentent environ 35 % du mélange (lait et sucre introduits dans la chaudière). Il faut éviter que le refroidissement de ce sirop ne s'accompagne de phénomènes de cristallisation, ce qu'on obtient en agitant la masse jusqu'à complet refroidissement. La pâte est alors mise en boîte pour être livrée au commerce.

2° William-H Park (1) et ses collaborateurs décrivent dans leur travail les méthodes employées dans la fabrication du lait condensé en Amérique.

1° *Méthode de la fabrication du lait condensé non sucré.*

Le lait passe de la cuve de mélange dans une

(1) *Etude sur le lait condensé*, par William H. Park, MD, M. C. Schroeder and Paul Bartholow A. B. M. D., New-York, *Medical Journal*, nov. 27, 1915.

chaudière où il est chauffé à 76° C pendant douze minutes. De là, il va dans un récipient dans lequel on a fait le vide partiel, où il est maintenu à la température de 55°5 C et à une pression de 66 cent. pendant près de trois heures. A la fin de l'opération, la température est élevée à 87°7 C, afin de donner la consistance au lait. Le lait est alors retiré et mis dans des boîtes en fer-blanc contenant des palettes de bois stérilisées. Les boîtes sont placées dans la glacière et animées d'un mouvement de rotation pendant que les palettes restent immobiles. Le lait est ainsi constamment agité et refroidi en peu de temps. On a soin de laver et de stériliser palettes et boîtes avant l'usage. Après refroidissement à 15°5 C. les boîtes sont mises dans l'eau glacée où leur température descend à 0° C.

2° *Fabrication du lait condensé sucré.*

Le procédé est analogue au précédent, mais il y a de nombreuses différences de détail. L'addition du sucre est un point de première importance. Les qualités de conservation du lait condensé dépendent de ces détails et le succès de cette opération empêche le lait de s'altérer; aussi est-il de première importance pour le consommateur et le producteur que le sucre soit ajouté en quantité déterminée, dans des conditions bien réglées et dans un état de raffinement approprié. Owen (Centralbl. Bakt, 40, 10, 1914) a bien étudié l'influence des conditions chimiques et physiques du sucre sur le développement des bactéries dans le lait condensé.

Les auteurs américains ont étudié l'importance des principaux facteurs qui interviennent dans la condensation du lait.

Ils ont démontré que les variations dans les produits obtenus consistent dans la différence de température employée et surtout dans la qualité du lait que l'on emploie pour la condensation. William Park et ses collaborateurs signalent encore que si certains fabricants ont le souci de perfectionner incessamment leur fabrication par des procédés rigoureusement conformes aux exigences scientifiques et aux règles de l'hygiène, il est malheureusement de nombreux industriels qui n'ont aucune méthode pour stériliser le lait et les machines; les récipients ne sont pas stérilisés avant le remplissage, ce qui fait que beaucoup de produits que les étiquettes présentent comme stériles sont fortement souillés par des germes divers. Nous verrons plus loin, à propos de l'étude bactériologique. la proportion considérable de bactéries que les auteurs ont rencontrée dans plusieurs échantillons.

Dans une conférence faite le 23 février 1919, au Conservatoire des Arts et Métiers de Paris, sur l'industrie laitière, Porcher donne des indications précises, plus en rapport avec les méthodes actuelles de fabrication.

D'après lui, les appareils employés pour la concentration du lait sont de deux types : discontinu et continu.

Le type discontinu est représenté par les *vacuums* qui sont de grandes cuves closes dans lesquelles on fait le vide, cuves à double fond avec un ou deux serpentins à vapeur comme appareils de chauffage. Sous l'action du vide, le lait bout aux environs de 55°. Pour assurer la conservation du lait, on le pasteurise ensuite à 85°.

Le type continu, bien préférable parce qu'il donne à toutes les opérations une régularité favorable au travail d'ensemble, peut être représenté par l'évaporateur Kestner.

Le lait arrive à l'extrémité de tuyaux de 50 millimètres de diamètre, placés dans une calandre remplie de vapeur à 85°, 90° environ. Sous l'action concomitante de la chaleur et du vide, une partie de l'eau du lait se vaporise et la vapeur, appelée avec une grande vitesse vers l'extrémité supérieure du tube, entraîne le lait en le plaquant contre la paroi chaude, ce qui provoque une évaporation nouvelle. Après avoir grimpé le long du premier tube, le lait redescend sous les mêmes influences dans un deuxième tube qui fait suite au premier. Arrivés en bas, vapeur et lait concentré passent dans la deuxième partie de l'appareil, dite séparateur. La vapeur est entraînée puis condensée dans la pompe à vide humide et le lait concentré est pompé puis envoyé dans un bac où il est refroidi avec précautions, avant d'être mis en boîtes. L'opération dans l'appareil Kestner dure moins de vingt secondes. Le lait sucré est plus concentré que le lait non sucré; il n'est pas stérilisé, ni homogénéisé, car la viscosité, comme le fait remarquer Porcher, est telle, en effet, qu'il n'y a pas à craindre que la matière grasse se sépare et monte à la surface. Il est seulement pasteurisé, mais se conserve très bien, grâce à la présence du sucre.

Le lait non sucré ou lait évaporé des Américains n'est concentré qu'à la moitié de son volume. Il doit être homogénéisé après concentration, puis stérilisé après mise en boîtes, sertissage ou soudure. La haute température à laquelle il est soumis peut expliquer la raison de son infériorité sur le lait condensé sucré, dans l'élevage des enfants. Ce dernier seul conserve ses vitamines intactes. On voit l'importance de la température de fabrication, si variable cependant selon les pays et les fabricants.

III

COMPOSITION DU LAIT CONDENSÉ

A. Composition chimique.
B. Composition calorimétrique.
C. Composition bactériologique.

A. *Composition chimique.* — Le lait condensé présente un aspect et une composition différents, suivant qu'il est sucré ou qu'il ne l'est pas. Le lait condensé sucré a l'aspect d'une pâte dont la consistance rappelle celle du miel non préparé; sa teinte est blanchâtre, son odeur à peu près nulle et sa saveur très sucrée. Au microscope, les globules butireux y apparaissent intacts, tels qu'on les trouve dans le lait le plus frais. Additionné d'eau dans une proportion convenable (quatre parties d'eau pour une partie de lait), il donne un lait blanc d'ivoire dont l'aspect rappelle le lait primitif.

Le lait condensé non sucré rappelle plutôt, par sa consistance, son aspect et sa saveur, la crème.

Sa composition. — Les premières analyses de Muntz (1874) ont montré que le lait condensé contenait autrefois une faible quantité de sucre inverti, c'est-à-dire ayant subi une fermentation.

	1 0/0	2 0/0
Eau	25,7	23,8
Matières grasses	9,5	8,5
Lactose	13,3	13,9
Saccharose	38,8	29,4
Sucre inverti	1,7	12,4
Matières azotées et sels	11,0	12,0
	100,0	100,0

D'autres analyses ont été produites, notamment par Sidersky (Congrès int. Laiterie, 1905).

	Lait non écrémé			Lait
	Nestlé	Anglo-Suisse	Américain	écrémé
	0/0	0/0	0/0	0/0
Eau	24,62	24,64	26,02	28,94
Matières grasses	11,39	9,56	9.56	2,63
Lactose	11,70	11,48	12,89	13,99
Saccharose	40,20	41,22	39,92	39,49
Matières azotées	10,09	11,10	8,06	12,71
Matières minérales	2,00	2,00	1,55	2,24
	100,00	100,00	100,00	100,00

Lindet fait remarquer que la présence du sucre inverti, que Muntz a signalée en 1874, dans les laits condensés tenait probablement à ce que les laits dont ils provenaient avaient été évaporés quelque temps après la traite et que leur acidité avait tant soit peu augmenté et produit l'inversion de la saccharose. Il a montré, en outre (Comp. rend., t. CXXXVIII, 1904, p. 508), que l'auto-inversion du sucre est activée par la présence de certains métaux et spécialement du cuivre, dont la chaudière est faite, tandis qu'elle est paralysée par des traces d'alcali. Actuellement les bons laits employés sont très frais et restent au contact du cuivre un minimum de temps, par suite l'analyse ne décèle plus de sucre inverti.

Quatorze analyses du lait condensé que j'ai employé ont donné la moyenne suivante :

		0/0
Eau		25,90
Matières solides 74,10	Saccharose	34,28
	Lactose	13,55
	Matières azotées	13,55
	Beurre	10,60
	Matières minérales	2,12

Le lait condensé non sucré, c'est-à-dire non

additionné de sucre, évaporé dans le vide et stérilisé, donne, d'après Sidersky, à l'analyse la composition suivante :

	Lait non écrémé	Lait écrémé
Eau	61,46	68,62
Matières grasses	11,42	0,26
Lactose	13,96	15,73
Matières azotées	11,17	12,43
Matières minérales	1,99	2,96

Lavialle a donné également une composition moyenne qui se rapproche beaucoup des chiffres précédents :

	0/0
Eau	23,00
Extrait à 100°	77,09
Beurre	10,85
Caséine	8,05
Lactose	11,42
Saccharose	39,75
Cendres	1,90

Si l'on compare ce lait dilué à une proportion de quatre pour un avec de l'eau bouillie, avec le lait de vache et avec le lait de femme, un certain nombre de différences apparaissent, comme le montrent les tableaux suivants :

LAIT DE VACHE (Moyenne de la composition recommandée p. le Cons. d'hygiène).	0/00	LAIT DE FEMME (D'apr. une moyenne de 14 analyses effectuées par le Dr Lassablière)	0/00	LAIT CONDENSÉ SUCRÉ (Lavialle)	0/00
Eau	870	Eau	874,5	Eau	867,5
Extrait sec	130	Extrait sec.	125,5	Extrait à 100°	192,5
Mat. grasses	40	Mat. grasses	32,7	Beurre	27,12
Mat. azotées	34	Mat. azotées	14,5	Caséine	21,25
Mat. minérales	6	Mat. minér.	2,19	Cendres	4,75
Phos. minér. 3 à	4	Lactose	70	Phos. minér.	2,10
Lactose	50	Densité	1032,2	Lactose	28,55
Densité	1033			Saccharose	99,4

B. *Composition en calories.* — En somme, comme l'ont montré Lavialle et son élève Longevialle, la proportion d'extrait sec dans le lait condensé est notablement supérieure à celle du lait de femme et du lait de vache, mais cela tient à la quantité de saccharose qu'on ajoute au lait condensé. Par contre, la proportion de caséine, tout en étant supérieure à celle du lait de femme, est notablement inférieure à celle du lait de vache. Enfin les quantités de graisse et surtout de lactose sont très sensiblement inférieures à celles du lait de vache ou du lait de femme, ce qui semblerait au premier abord diminuer la valeur calorigène du lait condensé, mais cette infériorité n'est qu'apparente, car elle est amplement compensée au point de vue thermogénique par la saccharose qu'on lui ajoute. En effet, l'analyse au calorimètre des laits précédents donne les chiffres suivants, qui sont eux-mêmes une moyenne approximative et suffisante par litre :

650 calories pour le lait de femme.
700 calories pour le lait de vache.
850 calories pour le lait concentré sucré.

L'analyse donne donc des résultats qui montrent que, comme aliment, le lait concentré ne le cède à aucun autre.

Pour conclure, il y a lieu d'insister sur la similitude, au point de vue de la composition chimique, entre le lait condensé et le lait de vache ou le lait de femme. En effet, cette similitude, quoique très approximative, est encore plus accentuée avec le lait condensé qu'avec certains autres laits qu'on a introduits dans l'hygiène infantile.

Je veux parler des laits de chèvre et surtout des laits d'ânesse.

Lait de chèvre | | Lait d'ânesse |
--- | --- | --- | ---
par litre, moyenne d'après Fery | | |
Beurre | 60,68 | Beurre | 30.10
Sucre | 48,56 | Sucre | 69,30
Caséine | 44,27 | Caséine | 12,30
Sels | 9,10 | Sels | 4,50
Extrait sec | 164,34 | Extrait sec | 118,20
Eau | 869,52 | Eau | 914
Densité | 1033,86 | Densité | 1032

Lait condensé écrémé. — Il existe, avons-nous dit, deux sortes de lait condensé ; l'un qui est sucré, c'est-à-dire qui a été additionné de saccharose; l'autre qui est dit non sucré, c'est-à-dire sans addition de sucre. L'un et l'autre lait sont également excellents, bien que le lait sucré me paraisse supérieur. Il est encore une troisième catégorie de lait condensé : c'est le lait condensé écrémé. Le lait condensé écrémé est fabriqué surtout en Hollande et en Irlande. Il est très répandu en Angleterre. Pour beaucoup de médecins anglais, le lait condensé écrémé engendre le scorbut et le rachitisme. Le gouvernement anglais, pensant que le lait condensé écrémé faisait courir un danger

ANALYSES CHIMIQUES DE LAIT CONDENSÉ SUCRÉ (1)

Numéro des échantillons	Année	Sucre de canne	Sucre de lait	Cendres	Naturels protéiques	Graisse	Solides du lait	Total des solides
1	1912	40.36	12.93	1.32	8.20	11.07	33.52	73.88
»	»	45.60	10.13	1.60	8.38	10.60	30.71	76.31
»	1913	41.23	»	»	»	9.33	30.03	71.26
2	1912	38.77	12.95	1.54	7.66	10.97	»	71.89
»	»	43.74	10.11	1.17	9.91	11.04	32.23	75.97
»	1913	43.46	»	»	»	9.27	30.94	74.40
3	1912	42.36	10.36	1.73	7.62	9.29	28.40	»
»	1913	39.62	13.53	1.30	11.42	9.57	35.82	75.44
4	1912	37.77	12.41	1.65	9.01	9.51	32.58	70.35
»	»	40.75	13.32	1.54	7.09	8.65	30.60	71.35
»	»	39.79	12.88	1.38	7.22	9.62	31.10	70.89
»	»	41.40	9.53	1.58	7.09	9.51	27.71	»
5	1912	42.64	12.60	1.39	7.31	9.94	31.24	73.88
»	1913	42.35	12.21	1.61	8.16	9.68	31.66	74 »
6	1912	40.64	13.35	1.72	8.68	6.71	30.46	71.10
7	1912	42.28	11.20	1.69	7.22	9.32	29.43	»
8	1912	42.45	9.20	1.54	7.22	10.37	28.33	»
9	1912	47.56	10.72	1.67	8.90	1.31	22.60	70.16
10	1912	43.54	9.01	1.52	8.55	11.05	30.13	73.67

»	1 13	33.15	»	»	»	6.64	24.15	57.30
11	1912	43.76	8.77	1.87	8.46	10.31	29.41	73.16
12	1912	41.55	7.57	1.54	7.71	9.43	26.25	67.80
13	1912	39.56	9.07	1.27	7.13	9.97	27.44	67 »
14	1912	43.69	7.73	1.51	6.73	10.14	26 11	69 80
»	1913	42.85	»	»	»	9.49	30.25	73.10
15	1913	40.90	13.91	1.20	10.11	9.41	34.63	75.53
16	1913	41.30	9.77	1.61	9.82	9.56	30.76	72.06
17	1913	41.58	»	»	»	9.83	29.67	71.25
»	1913	40.94	15.34	2.06	8.95	9.40	36.33	77.27
18	1913	43.41	»	»	»	9 »	30.29	73.70
»	»	43.92	»	»	»	9.70	29.27	73.19
19	1913	42.61	»	»	»	9.87	28.83	71.44
»	1914	42.60	9.50	» 16	8.45	10.00	29.02	71.62
20	1913	43.47	»	»	»	9.65	27.58	71.05
21	1913	41.10	»	»	»	10.15	28.41	69.51
22	1913	42.09	»	»	»	9.15	31.67	73.73
»	»	45.08	11.11	1.84	13.59	1.005	27.59	72.67
»	»	»	»	»	»	11.09	31.56	74.88
»	»	46.77	11.48	1.79	13.59	1.155	28.06	74.83
»	»	»	»	»	»	10.73	32.71	75.09
»	»	49.85	13.80	2.04	9.12	1.45	26.46	76.31
23	1914	40.23	12.16	1.86	9.55	9.38	32.95	73.18
24	1914	43.95	10.62	2.17	7.97	9.21	29.97	73.92
25	1914	39.23	10.27	» 64	9.13	11.61	31.65	70.88
26	1914	45.08	8.65	1.80	7.91	8.53	26.89	71.97
27	1914	36.87	9.75	1.45	6.99	6.57	24.76	62.25

(1) William H. Park... *loc. cit.*

à la population infantile, sans aller aussi loin que le réclamaient certains hygiénistes qui demandaient que l'étiquette portât ces mots : « Mauvais pour les enfants », a néanmoins obligé les fabricants de lait écrémé à indiquer sur leur boîte que ce produit ne doit pas être utilisé comme aliment chez les enfants (1).

Les auteurs américains, que nous avons mis si souvent à contribution, ont fourni également une documentation importante sur l'analyse chimique des laits condensés. Ils ont montré que la plupart de ces produits commerciaux différaient quelquefois dans les proportions de sucre, de graisse et de matières protéiques. Il est bien évident que les conditions physiologiques qui influent sur la composition du lait sécrété sont nombreuses. J'ai moi-même mis en lumière l'importance de ces facteurs (2). D'autre part, les variations trouvées dans l'analyse des laits condensés peuvent tenir aussi

(1) Contrairement à cette opinion, le Prof. Marfan estime que le lait condensé écrémé est mieux digéré par le nourrisson dyspeptique que le lait condensé gras.

(2) Lassablière. — *Les Variations physiologiques de la composition du lait*, mémoire couronné par l'Académie de Médecine, 1910.

aux proportions différentes de saccharose ajoutées et au degré d'évaporation employé.

A ce sujet, Atkinson prétend que les variations dans les produits organiques peuvent être importantes et présenter de 33,15 à 49,85 % pour la saccharose et de 7.57 à 15,34 % pour le lactose, enfin de 6,77 à 13,59 % pour les matières protéiques.

ANALYSES CHIMIQUES DU LAIT CONDENSÉ ÉCRÉMÉ

Numéro des échantillons	Année	Sucre de canne	Sucre de lait	Graisse	Lait solide	Total des solides
1	1912	39.10	14.90	»	»	»
2	1912	40.70	14.50	»	»	»
3	1912	40.90	15.90	»	»	»
4	1912	39.10	15.30	»	»	»
5	1912	40 »	15.60	»	»	»
6	1912	37.40	15.40	»	»	»
7	1912	39.50	15.40	»	»	»
8	1912	38.80	14.30	»	»	»
9	1912	42.10	14.80	»	»	»
10	1912	39.80	14.20	»	»	»
11	1913	47.92	»	0.83	25.65	75.57
12	1913	34.29	»	0.92	21.91	56.20
13	1913	48.96	»	1.11	25.20	74.16

C. *Bactériologie*. — L'étude de la bactériologie du lait condensé est récente, mais des travaux contemporains faits en Angleterre et en Amérique nous fournissent des documents importants sur cette question.

Un rapport concernant les résultats de certains procédés de condensation au point de vue bactériologique a été publié en Angleterre par le docteur Sheridan Delepine. Ses expériences avaient surtout pour but de rechercher si le lait de vaches tuberculeuses était encore capable de transmettre la tuberculose après avoir été transformé en lait condensé. Le docteur Delepine conclut en signalant les avantages des laits condensés et des laits desséchés sur le lait frais au point de vue nutritif. Au point de vue bactériologique, le nombre des bactéries contenues dans le lait avant la fabrication a été considérablement réduit par le traitement appliqué au cours des différentes phases de cette fabrication. Il a comparé des analyses bactériologiques de lait sec et de lait condensé sucré et a vu que le nombre des bactéries était surtout considérablement diminué dans le lait condensé sucré. Le docteur Delepine fait enfin cette remarque intéressante que les bacilles tuberculeux qui avaient survécu à la pasteurisation et qu'il avait retrouvés dans le lait condensé et dans le lait sec étaient encore capables de déterminer une tuberculose progressive sur des cobayes ayant subi une inoculation sous-cutanée de lait, mais le cours de la maladie déterminée sur ces organismes fut beaucoup plus lent que celui de la maladie déterminée sur des cobayes inoculés avec la même quantité de lait contenant des bacilles mais non traité. La tuberculose provoquée par des bacilles chauffés fut latente ou occulte pendant 4 semaines environ. Il résulte de ce rapport que la fabrication du lait condensé peut dans une certaine mesure diminuer la virulence des bacilles tuberculeux que le lait peut contenir à son origine, et d'autre part il en découle qu'il est nécessaire cependant de prendre des précautions rigoureuses si l'on veut avoir un lait indemne et sain. Il faut rejeter de la fabrication tous les laits suspects mais cette nécessité s'impose non seulement pour le lait condensé, mais pour tous les laits livrés à la consommation.

Dans leur étude sur le lait condensé, William Park et ses collaborateurs réservent une place importante à la bactériologie du lait condensé. Le prélèvement des échantillons qui servirent à leur analyse fut opéré dans dix laiteries qu'ils ont divisées en deux groupes.

Dans le premier groupe la fabrication du lait condensé était un supplément au commerce de l'expédition du lait naturel à New-York.

Dans le deuxième groupe, la fabrication du lait condensé constituait le travail régulier et le commerce habituel de ces manufactures. L'analyse de ces échantillons leur montra une grande variété dans le contenu bactériologique suivant l'un ou l'autre groupe de laiteries. Dans le cas du premier groupe, c'est-à-dire où la fabrication du lait condensé n'était qu'un appoint au commerce du lait naturel en général, ils eurent la preuve que le lait qui servait à la fabrication du lait condensé était choisi parmi des laits de qualité inférieure, chimiquement et bactériologiquement. Aussi, le nombre de bactéries qu'ils trouvèrent dans le lait *condensé ainsi fabriqué* s'éleva à plusieurs millions par centimètre cube.

Les résultats de cette enquête scientifique sont fertiles en enseignements.

Il est ainsi prouvé que dans le commerce il existe

sous le nom de lait condensé avec des étiquettes plus ou moins trompeuses, des produits de mauvaise qualité. Il en est du lait condensé comme de tous les autres produits alimentaires. Il serait nécessaire que des garanties fussent prises contre les commerçants peu scrupuleux qui compromettent par leur fraude et leur mauvaise foi le lait condensé véritable, qui lorsqu'il est fabriqué normalement constitue un produit irréprochable, même au point de vue bactériologique.

Ces mêmes auteurs américains poursuivant leur étude bactériologique sur le lait condensé de bonne fabrication montrent que le nombre de bactéries varie de 300 à 82.000 bactéries par centimètre cube. La variation est due non seulement aux différentes températures employées dans les divers procédés de fabrication mais encore à la qualité du lait employé pour la condensation.

En somme, même parmi les procédés sérieux de fabrication, il faut faire intervenir l'importance de l'industrie et la compétence des industriels. A ce point de vue, les exploitations les plus scientifiques et les plus consciencieuses sont les fabriques franco-suisses qui offrent ainsi le plus de garanties.

Quand on veut aborder l'étude bactériologique du lait condensé, il faut se souvenir que ce produit a une densité double de celle du lait ordinaire, et que pour le comparer à ce dernier il est nécessaire de diviser par 2 le nombre des bactéries trouvées.

Enfin Owen a montré que la saccharose intervenait à la longue dans le contenu des boîtes pour altérer et même détruire certains types de bactéries qui pouvaient s'y trouver.

On peut donc conclure de ce qui précède que le bon lait condensé peut être considéré comme stérile et en tout cas absolument exempt de germes pathogènes. C'est donc là le secret de sa longue conservation. Lorsque la fabrication est bien faite, le lait condensé peut subir les longs voyages, sans inconvénient pour la consommation. Au point de vue de l'hygiène, c'est là un avantage marqué sur les laits de crémerie ou les laits même pasteurisés.

Park et ses collaborateurs ont encore analysé du lait condensé non sucré très répandu à New-York, où il se vend dans des récipients en verre. Ce lait, que l'on ne saurait comparer en aucune façon avec le lait condensé non sucré en usage en France et en Angleterre, se conserve peu. Il est d'ailleurs consommé sur place ou dans la région de New-York. Les analyses bactériologiques de ce produit que nous reproduisons seront néanmoins intéressantes pour l'hygiéniste, car elles montrent que plus les produits fabriqués sont de qualité inférieure, plus leur flore microbienne se développe.

Analyse du lait condensé sucré en boîtes :

Pour faire une étude bactériologique sérieuse et impartiale, Park et ses collaborateurs ont jugé préférable d'examiner à ce point de vue toutes les marques qu'ils ont pu se procurer. Ils ont pu en recueillir 46 sur le marché, provenant d'Amérique, de Suisse, de Hollande ou de Danemark.

Le tableau suivant donne les résultats qu'ils ont obtenus. Ces résultats confirment ce que nous avons dit plus haut sur la nécessité de toujours s'adresser à des maisons sérieuses, dont la réputation est établie, pour avoir un produit aussi exempt de germes que possible.

ANALYSES BACTÉRIOLOGIQUES DE LAIT CONDENSÉ

Nos des échantill.	Addition de sucre	Dénomination de la force du lait	Contenu bactériologique: Bactéries par C. C. plateau Agar	Contenu bactériologique: Bactéries par C. C. plateau Endo	Contenu bactériologique: L. N. R. F. T. (1) Présence du groupe des bacilles présents
6	Oui	Non établi.	113.483	40.766	+ en 1/1000 de c. c.
6	Id.	Id.	474.200	1.000	+ en 1/100 de c. c.
7	Id.	1 part. L. C., 1 part. H^2O échantillon de lait complet.	1.116.514	695.000	+ Id.
8	Id.	1 part. L. C., 1 part. H^2O échantillon de lait complet.	16.500		— Id.
4	Id.	1 part. L. C., 1 part. H^2O lait complet.	93.100	113.300	+ en 1/1000 de c. c.
2	Id.	1 part. L. C., 1 part. H^2O lait complet.	33.200	12.550	+ Id.
2	Id.	Lait écrémé (2)	2.850	500	+ Id.
6	Id.	Lait complet (2)	5.366		+ Id.
2	Id.	Lait complet (2)	109.250	10.600	– en 1/100 de c. c.
2	Non sucré	Lait complet	1.550	3.200	— Id.
2	Oui	Lait complet	12.500	2.150	— Id.
2	Id.	Non établi	785.000	112.000	— Id.
2	Non	Lait complet	2.500	950	— Id
2	Id.	Non établi	43.150	800	+ en 1/1000 de c. c.
2	Id.	Id.	550	350	+ en 1/100 de c. c.
2	Id.	Id.	50.750	56.300	+ en 1/1000 de c. c.
2	Oui	Id.	40.900	49.250	+ en 1/100 de c. c.

2	Non	Id.	18.750		+	Id.
2	Oui	Id.	10.550	3.100	—	Id.
2	Id.	Id.	129.500	102.500	—	Id.
2	Id.	Id.	42.600	3.300	—	Id.
2	Id.	Lait complet	2.600	950	—	Id.
2	Non	Id.	1.100	150	—	Id.
2	Id.	Id.	600	1.750	—	Id.
2	Id.	Id. (2)	700	200	—	Id.
2	Oui	Id.	4.250	750	—	Id.
2	Id.	Id.	34.300	18.150	—	Id.
2	Id.	Non déterminé	8.000.000	21.750	—	Id.
2	Non	Lait complet	2.750	700	—	Id.
2	Id.	Id.	1.850	250	—	Id.
2	Id.	Id.	600	100	—	Id.
2	Id.	Id.	550	150	—	Id.
2	Id.	Id.	1.500	250	—	Id.
2	Id.	Id.	300	2.000	—	Id.
2	Id.	Id.	3.300	8.650	—	Id.
2	Id.	Non établi	300	2.000	—	Id.
2	Id.	Lait complet	2.000	3.550	—	Id.
2	Id.	Non établi	1.300	300	—	Id.
1	Id.	Id.	500	300	—	Id.
2	Oui	Id.	14.600	13.950	—	Id.
2	Id.	Lait écrémé	5.950	2.350	—	Id.
2	Id.	Id. (3)	500	600	—	Id.
2	Id.	Non établi	5.600	300	—	Id.
2	Id.	Lait écrémé	385.150	80.500	—	Id.
2	Id.	Non établi	8.500	1.900	—	Id.

(1) Lactose neutre fermentation rouge tubes.
(2) Dilué 1 partie L. C. + partie H^2 O, dans tous les cas.
(3) Dilué 1 partie 1/2 d'eau + 1 partie L. C.

IV

VALEUR DU LAIT CONDENSE

A. — AU POINT DE VUE DE L'HYGIENE

Les mesures prises pour éliminer de la consommation les viandes qui ne sont pas saines sont comprises de tous et acceptées par ceux-là mêmes qu'elles frappent. Mais comme le fait remarquer Porcher (La question du lait, *Biol. Méd.*, mars 1911), ce qui a été fait avec juste raison pour les viandes de boucherie, dans le but de prévenir des accidents, parfois mortels, par l'ingestion de denrées insalubres, ne l'a été que très incomplètement pour le lait, et cependant le problème est aussi pressant, sinon plus, à résoudre. Le mauvais lait est bien autrement coupable, dit-il, que la mauvaise viande. S'il attire moins l'attention, c'est qu'il est plus sournois dans ses attaques, c'est aussi qu'il dissémine les coups. Par contre, il est plus meurtrier, il frappe à la source de l'humanité puisqu'il fauche la première enfance ; mais toutefois, d'adulte n'est pas à l'abri de ses coups.

Par sa constitution même, le lait constitue déjà un des aliments les plus altérables ; or, il n'est pas un aliment qui soit le plus sujet aux fraudes et aux falsifications. Sa consommation doit donc être entourée de garanties.

En ce qui concerne le lait consommé le plus souvent dans les villes, l'autorité prend la précaution louable de pratiquer des sondages de temps en temps chez les fournisseurs. Depuis la guerre, ce contrôle déjà insuffisant en temps de paix, est devenu inexistant. Sur le front, quand il s'agissait de troupes en cantonnement, on faisait des prélèvements sur lesquels on déterminait la densité du lait et le taux du beurre. C'est ainsi que la vigilance de certains chefs a pu déjouer la fraude la plus commune, c'est-à-dire celle qui consiste à mouiller le lait. Mais les troupes ne séjournaient pas dans les mêmes villages et,à la faveur de l'impunité que facilitaient ces changements, la fraude se perpétuait, fraude d'autant plus grave que le lait le plus souvent était mouillé avec une eau malpropre, infectée de microbes pathogènes, de colibacilles et de bacilles typhiques. Certaines épidémies de fièvre typhoïde n'ont pas eu d'autre origine.

D'ailleurs l'analyse chimique, si elle est utile, si elle permet de dépister notamment certainss fraudes, comme le mouillage ou l'écrémage, est tout à fait insuffisante au point de vue de l'hygiène. Ce n'est pas parce qu'un lait aura une composition moyenne en beurre, en crème, etc., qu'il sera pur, qu'il pourra être consommé sans danger. En effet, l'analyse chimique est impuissante à nous révéler les souillures les plus dangereuses. Un lait tuberculeux ou contenant des bacilles d'Eberth ou des paratyphiques peut être d'une composition chimique irréprochable; il n'en sera pas moins dangereux pour ceux qui le consommeront.

On sait cependant que la plupart des maladies contagieuses de l'homme peuvent être transmises par le lait de vache. Cette contamination commence avec la traite si la femelle laitière est malade. Pour n'en donner qu'un exemple parmi tant de maladies transmissibles, je rappellerai que la tuberculose, chez la vache, revêt une allure chronique et qu'elle coexiste avec toutes les apparences d'une bonne santé. Le danger en est d'autant plus grand. Or les bêtes qui actuellement sont dans les villages, depuis la guerre sont exemptes de contrôle, d'examen, d'épreuves à la tuberculine. Elles sont donc susceptibles, plus encore qu'avant la guerre, de donner un lait dangereux.

Souvent aussi, certains villages se recommandent par une ignorance absolue des dangers d'une hygiène rurale déplorable; souvent, dis-je, la traite a été faite dans des conditions de propreté insuffisantes, soit parce que les animaux sont sales ou que les manipulations, faites dans des étables sordides, ne sont pas entourées des précautions de la propreté la plus élémentaire. Le lait devient un véritable bouillon de culture, ensemencé par les microbes les plus divers : saprophytes, bacilles coli, paratyphiques, protéi, qui trouvent un milieu des plus favorables à leur développement.

Dans ces conditions, ce lait peut tuer les jeunes enfants et engendrer des accidents graves chez les adultes, qui, comme nos soldats, ont été mis en état de moindre résistance par les fatigues de la campagne. Par conséquent, je ne saurais trop insister : la consommation d'un tel lait fait courir à la population un grave danger en ce temps de disette. Je le répète encore, l'analyse, telle qu'on la pratique, est totalement insuffisante. Serait-elle même complète que sa faillite n'en serait pas moins fatale. Seule l'analyse bactériologique peut déceler les souillures microbiennes. Or, elle est impossible à réaliser en pratique. On comprend qu'elle soit tentée à propos des eaux de consommation. Il suffit d'une analyse bactériologique pour se rendre compte, une fois pour toutes, toutes choses égales d'ailleurs, si l'eau d'un puits est potable. Il n'en va pas de même avec le lait. L'analyse devrait être reprise trop souvent pour qu'elle puisse être adoptée comme un moyen pratique. Il n'y a donc qu'un moyen qui puisse satisfaire aux exigences des hygiénistes, qui puisse sauvegarder la santé publique, c'est d'assurer à nos enfants, à nos soldats, à toute la population un lait sain.

Or le lait condensé échappe aux critiques précédentes. Recueilli et préparé aseptiquement, il se recommande par une conservation parfaite. une composition immuable. Enfermé dans des boîtes soudées, il est exempt de toute fraude et offre ainsi une sécurité absolue pour le consommateur. Il a fait ses preuves dans les pays chauds, les expéditions coloniales. Il satisfait aux exigences de la pédiatrie ; or, il n'est pas de réactif plus sensible que le nouveau-né pour apprécier la valeur d'un lait.

Enfin, il a même sur le lait stérilisé l'avantage d'être d'un volume réduit, facilement transportable et de ne pas être susceptible de casse. Ce sont là des qualités qui doivent le recommander à l'hygiéniste.

B. — AU POINT DE VUE PHYSIOLOGIQUE

L'étude physiologique du lait condensé est à peine commencée. Ce produit s'est imposé beaucoup plus par ses résultats cliniques que par les expériences de laboratoire qu'il a provoquées. Une étude physiologique complète serait d'autant plus nécessaire que les premiers résultats expérimentaux fournis confirment la haute valeur que la clinique a accordée au lait condensé.

Coagulation. — Lavialle a étudié dans le service de M. Variot le mode de coagulation du lait condensé. On savait déjà depuis très longtemps que ce produit présentait à ce point de vue une grande analogie avec le lait de femme, tandis qu'au contraire il se différenciait complètement du lait de vache ordinaire, dont le coagulum est volumineux. Lavialle, reprenant cette question, est arrivé au résultat suivant :

« Si l'on ajoute, dit-il, de la présure au lait condensé sucré tel qu'on l'administre aux enfants, on obtient un liquide trouble dans lequel on n'observe, même après deux jours, aucune séparation. La caséine paraît y être sous une forme voisine de l'état colloïdal. »

Utilisation. — L'étude de la digestion du lait condensé proprement dite n'est pas faite. Nous pensons dans quelque temps apporter une contribution à cette étude. Pour le moment, elle est trop peu avancée pour conclure. Nous ne voulons apporter dans ce travail que des faits certains et prouvés.

Cependant, nous savons comment se fait l'utilisation de ce lait dans la traversée gastro-intestinale. A cet égard, il est intéressant de constater que malgré l'abondance de saccharose, on ne rencontre aucune trace dans les urines ou les matières fécales de saccharose ou de tout autre sucre réducteur. C'est tout à fait exceptionnellement que l'on parvient à déceler dans les urines quelques traces de saccharose. A ce point de vue, nous sommes tout à fait d'accord avec Lavialle. Nos propres recherches s'accordent avec les siennes.

Les selles des enfants nourris avec du lait condensé ressemblent beaucoup plus à celles des enfants nourris au sein qu'à celles des nourrissons nourris au lait de vache ordinaire. Elles ont une tendance très marquée à présenter cette couleur jaune d'or des beaux bébés nourris par leur mère. Chez les enfants qui présentaient des troubles gastro-intestinaux avant qu'on ait institué le traitement au lait condensé, la coloration jaune des selles est plus pâle et on y distingue des grumeaux; mais à mesure que l'enfant évolue vers la guérison, la tolérance pour le lait augmente et l'utilisation devient de plus en plus parfaite.

La réaction des matières fécales est également fonction de l'état de santé des enfants. A mesure que, sous l'influence du lait condensé, ils reprennent du poids, qu'ils s'arrêtent de vomir, en un mot qu'ils reviennent à la vie et à la santé, la réaction des selles, qui était franchement alcaline au début et semblable à celle du lait de vache ordinaire, le devient de moins en moins et se rapproche de la réaction acide des selles d'enfants nourris au sein.

M. Lavialle a pratiqué deux analyses complètes de matières fécales d'enfants nourris au lait condensé. On y verra que la saccharose, comme du reste la lactose, sont parfaitement utilisées par l'organisme.

1re analyse

Age de l'enfant	11 mois
Poids	5 k. 800
Taille	0 m. 59

		%
Utilisation	Beurre	89
	Caséine	89
	Cendres	50
	Lactose	100
	Saccharose	100

2e analyse

Age	4 mois
Poids	3 k. 900
Taille	0 m. 55

		%
Utilisation	Beurre	95
	Caséine	85
	Cendres	39
	Lactose	100
	Saccharose	100

Si, comme l'a fait Longevialle, on compare les chiffres précédents à ceux fournis par différents auteurs qui ont étudié l'utilisation des éléments du lait de femme par nourrisson, on voit que les différences sont minimes et que l'utilisation est pareille.

1e UTILISATION DU LAIT DE FEMME

	Michel 0/0	Rubner et Heubner 0/0	
Graisse	96,35	96,41	lait ingéré
Matières azotees	93,60	83,12	
Sels minéraux	78.26	79,42	
Extrait sec	96,1	94,58	

2e UTILISATION DU LAIT DE VACHE

	Michel	Calnerer	Rubner	Netter
Graisse	90,6	94,40	96.50	94
Azote	94,3	93,70	93,60	91,8
Extrait sec	92,9	93,70	93,87	92
Cendres	65,5	52,10	64,1	—

Nous voyons donc par ces tableaux que la présence d'une forte proportion de saccharose n'entraîne pas de modification notable dans l'utilisation des divers éléments du lait. La totalité de saccharose et de lactose est absorbée. Quant à la caséine et aux graisses, leur utilisation se fait d'une manière aussi parfaite que pour le lait de femme ou le lait de vache.

FLORE INTESTINALE

Zuber et Longevialle ont établi par leurs analyses que la flore intestinale des enfants nourris au lait condensé était caractérisée par la présence en quantité égale des formes gardant le Gram, et des formes décolorées au Gram, mais avec une légère prédominance de ces derniers.

Les microbes colorés au Gram sont : le bacillus acedophilus de Moro, l'entérocoque et le streptocoque d'Hirsch-Libbman.

Le bacillus bifidus de Tissier ne se rencontre pas. Les formes décolorées au Gram sont des bacilles-coli. Dans quelques cas on retrouve quelques spirilles de l'intestin, les caractères de la flore intestinale rappellent ceux des enfants élevés au lait stérilisé.

INFLUENCE

DES PRINCIPAUX ÉLÉMENTS CONSTITUANTS DANS LES EFFETS NUTRITIFS ET THÉRAPEUTIQUES DU LAIT CONDENSÉ SUCRÉ.

Dans des communications antérieures (1), nous avons démontré la valeur alimentaire et thérapeutique du lait condensé. Dans le but d'analyser cette action, nous avons été amené à étudier expérimentalement un ensemble de laits divers de façon à mettre en relief les différents éléments constituants, et en premier lieu l'action de la saccharose contenue en grande proportion dans le lait condensé sucré.

C'est ainsi que nous avons étudié comparativement :

a) Le lait condensé sucré,

b) Le lait condensé non sucré,

Et enfin *c*), ce dernier lait auquel nous ajou-

---

(1) *Étude expérimentale sur la valeur alimentaire et thérapeutique du lait condensé.* (Académie de Médecine, 27 janvier 1914.)

Nouveau traitement des entérites des tranchées par le lait condensé dilué dans l'eau de riz. (Académie de Médecine, 13 mars 1916.)

Nouveau traitement des diarrhées par le lait condensé dilué dans de l'eau de riz. (Paris Médical, 9 septembre 1916.)

Le Lait condensé en campagne. (Librairie Maloine, 1917).

tions, avant l'emploi, de la saccharose en quantité suffisante pour le ramener au taux du lait condensé sucré.

Les enfants choisis pour être alimentés avec ces laits étaient de même âge et dans les mêmes conditions de santé physique (poids, taille). On leur donnait la même ration de lait en calories, soit 650 calories par 24 heures. Le tableau suivant indique les résultats obtenus sur l'accroissement pondéral de ces enfants au bout d'un mois de régime.

Choix du lait	Age des enfants	Nombre d'enfant observés	Rations en calories	Accroissement pondéral par jour
A Lait condensé sucre	5e mois	III	650	22 gr. 2
B Lait condensé non sucré	5e mois	III	650	17 gr. 1
C Lait condensé non sucré additionné de 10 0/0 saccharose	5e mois	III	650	19 gr. 3

Il ressort de la lecture du tableau précédent

que l'addition de saccharose (lait C) a influencé favorablement l'accroissement pondéral des enfants mais que cette influence ne suffit pas pour expliquer les résultats meilleurs obtenus avec le lait condensé sucré (A). Néanmoins, il restait à démontrer dans quelle mesure la quantité de saccharose absorbée pouvait être importante. Nous avons donc soumis des enfants à des rations de lait égales en calories, mais variables dans leur teneur en saccharose. Un premier groupe d'enfants reçut du lait condensé sucré dilué avec de l'eau bouillie dans la proportion de 1 à 4, c'est-à-dire contenant environ 8 % de saccharose. Un deuxième groupe reçut du lait condensé sucré dilué avec de l'eau bouillie dans la proportion de 1 à 3, contenant environ 10 % de saccharose. Enfin un troisième groupe reçut du lait condensé sucré dilué avec de l'eau bouillie dans la proportion de 1 à 5, c'est-à-dire contenant environ 6 % de saccharose.

En voici les résultats :

Dilution du lait condensé sucré	Age des enfants	Nombre d'enfants observés	Rations en calories de chaque enfant	Accroissement pondéral par jour moyen par enfant
1 partie lait 4 parties eau soit 8 0/0 saccharose	8e mois 5e mois 4e mois	II III II	750 650 600	15 gr. 22 gr. 22 gr. 8
1 partie lait 3 parties eau soit 10 0/0 saccharose	8e mois 5e mois 4e mois	II III II	750 650 600	6 gr. 7 8 gr. 4 7 gr. 9
1 partie lait 5 parties eau soit 6 0/0 saccharose	8e mois 5e mois 4e mois	II III II	750 650 600	10 gr. 7 15 gr. 2 17 gr. 3

Le tableau ci-dessus montre qu'au-dessous et surtout au-dessus de la dilution normale correspondant à 8 % de saccharose par litre de lait dilué, le lait condensé sucré n'a plus la même action favorable. Cette constatation pourrait expliquer dans une certaine mesure les variations d'opinions des divers auteurs qui ont employé le lait condensé sucré.

Enfants malades. — Nous avons montré autrefois l'action thérapeutique du lait condensé sucré dilué dans l'eau de riz chez les enfants atteints de troubles gastro-intestinaux. Poursuivant l'analyse de cette action, nous avons comparé le lait condensé sucré au lait stérilisé et au lait en poudre.

Choix du lait	Age des enfants	Nombre d'enfants observés	Action sur les diarrhées Nombre de jours au bout desquels la diarrhée a été arrêtée	Action sur les vomissements Nombre de jours au bout desquels les vomissements ont été arrêtés
Lait condensé sucré	4e mois	IX	II jours	III jours
Lait stérilisé	4e mois	IV	VIII jours	XV jours
Lait en poudre	4e mois	V	V jours	VIII jours

Il résulte du tableau précédent que le lait condensé sucré s'est trouvé nettement supérieur au lait stérilisé et au lait en poudre dans le traitement des troubles gastro-intestinaux, de gravité à peu près pareille chez des enfants sélectionnés avec soin.

Nous avons alors tenté de démontrer ici encore

l'influence de la saccharose en étudiant comparativement l'action thérapeutique du lait condensé sucré, du lait condensé non sucré et du lait condensé non sucré du commerce, mais additionné de saccharose à 10 %.

Choix du lait	Age des enfants.	Nombre d'enfants observés.	Rations en calories.	Nombre de jours au bout desquels la diarrhée a été arrêtée par l'usage du lait.	Nombre de jours au bout desquels le vomissement a été arrêté
Lait condensé sucré dilué à 10 0/0.	4e mois.	V	600	II	II
Lait condensé non sucré.	4e mois.	V	600	VII	X
Lait condensé non sucré, puis additionné de 10 0/0 saccharose.	4e mois.	V	600	V	VI

CONCLUSION

Des expériences qui précèdent il résulte que la présence de la saccharose ne suffit pas pour expliquer la supériorité du lait condensé sucré.

Dans un travail ultérieur, nous avons poursuivi l'étude de ce problème qui intéresse au plus haut point l'hygiène de l'enfance.

La température de 80°, à laquelle le lait condensé sucré est soumis pour sa fabrication, est bien inférieure, en effet, à celles auxquelles sont soumis les laits stérilisés et desséchés. On pouvait donc penser que le lait condensé garde ses vitamines, alors que celles des autres laits sont plus ou moins altérées par les hautes températures auxquelles on les soumet lors de leur fabrication (1).

(1) Dans un travail dont les expériences sont en cours, je pense avoir établi que le Lait condensé sucré possède les trois facteurs accessoires : 1° Facteur A soluble dans les graisses; 2° Facteur B soluble dans l'eau; 3° Facteur antiscorbutique.

C. — AU POINT DE VUE CLINIQUE

Mode d'emploi.

Je n'ai cessé, depuis plusieurs années que j'expérimente sur une grande échelle le lait condensé, d'affirmer que les contestations entre médecins, tous de bonne foi, en ce qui concerne la valeur du lait condensé dans l'alimentation des enfants, ont principalement pour cause la valeur bien différente des laits employés et les façons variées de les employer. Les différences portent sur les proportions, sur les coupages et sur la ration à donner. A cet égard, les indications fournies par les étiquettes qui sont sur les boîtes mises dans le commerce ont été la cause de confusions regrettables et d'erreurs inévitables. Ces indications, en effet, sont très variables suivant les différentes marques et pour la plupart complètement erronées. Mais le danger que présentent les indications commerciales peut être évité, à la condition que le médecin (dont c'est le rôle) prescrive lui-même le dosage exact et le mode d'emploi précis pour chaque enfant et à la condition surtout qu'il mette les mères en garde contre des formules vagues ou fausses. C'est pourquoi nous pensons que la difficulté de trouver un mode d'emploi qui ne fasse pas du lait un aliment tantôt insuffisant et tantôt exagéré n'est pas insoluble. Il faut renoncer, à cet effet, à une formule unique, bonne pour tous les âges, applicable dans tous les cas. La ration doit varier comme la formule, suivant des facteurs physiologiques nombreux qu'il appartient aux médecins de rechercher (âge, poids, taille, santé, etc.). Cela est vrai surtout lorsqu'on s'adresse à des enfants malades, comme ceux que le médecin est appelé à voir. Pour les autres, on peut être beaucoup plus large et il n'est pas question de doser le lait condensé comme on doserait un médicament. Mon expérience après de longs tâtonnements m'a amené aux conclusions suivantes que le temps a confirmées. Il convient de diluer une cuillerée de lait condensé sucré dans quatre d'eau bouillie, soit une cuillerée à café (1) de lait condensé dans 40 grammes d'eau environ; deux dans 80 grammes, trois dans 120 grammes,

(1) La cuillerée à café s'entend bien pleine, débordant, le poids du lait condensé ainsi contenu étant de 10 grammes.

quatre dans 150 grammes. Tel est le coupage qu'il convient d'adopter au bout du quatrième mois. Mais pendant les trois premiers mois l'enfant doit absorber un lait plus dilué : c'est ainsi que j'ai adopté une cuillerée à café pour 60 grammes d'eau pendant le premier mois et une cuillerée à café de lait pour 50 grammes d'eau pendant les deuxième et troisième mois (1).

En ce qui concerne la ration à donner à chaque enfant, j'ai calculé la quantité quotidienne de lait que les enfants devaient absorber d'après les indications que j'ai fournies dans mon mémoire à l'Académie de médecine (2).

Dans ce travail, j'ai établi d'une façon que je crois scientifique que, en effet, il importe, pour fixer la ration du nourrisson, de s'appuyer sur des procédés à la fois simples et exacts.

Or, le procédé basé sur l'âge est insuffisant. car le plus souvent des enfants de même âge sont différents comme poids, comme développement,

(1) Le lait condensé non sucré n'étant concentre qu'à la moitié de son volume, il suffit de lui ajouter son volume d'eau, à partir du quatrième mois.

(2) Lassablière. *Nouveaux procédés de fixation de la ration du nourrisson*. (Académie de médecine, janvier 1910.)

comme santé, comme appétit, comme faculté d'assimilation.

Le procédé basé sur le poids ne donne pas une formule constante qu'on puisse adopter. En effet, la quantité de lait absorbée par kilo (si différente suivant les auteurs) varie considérablement au cours de l'existence du nourrisson normal (de 210 à 120 grammes). D'autre part, chez les enfants malades ou retardés dans leur croissance, cette formule devient franchement dangereuse, parce qu'insuffisante, et elle aboutit à l'inanition des enfants. Les procédés que j'ai proposés, tout en étant plus scientifiques, sont d'une grande simplicité. Je les rappelle parce qu'ils serviront pour établir la ration de lait condensé.

PROCÉDÉS DE L'AUTEUR, BASÉS SUR LA SURFACE, LA TAILLE ET LE PÉRIMÈTRE THORACIQUE POUR FIXER LA RATION.

Ch. Richet a proposé de rapporter la ration à la surface de l'enfant, cette relation ayant une valeur constante; seules les difficultés pratiques de déterminer cette surface ont empêché cette notion de se généraliser.

J'ai tenté, d'une part, d'apporter un moyen pratique de calculer la surface d'un enfant quelconque, d'autre part, de déterminer la constante de quelques relations entre la ration et différentes mensurations linéaires (taille, périmètre, thoracique. Taille+périmètre thoracique); ces relations, qu'on avait laissées de côté jusqu'à présent, peuvent, en effet, être utilisées pour construire des procédés faciles et exacts, pour fixer la ration en lait des nourrissons à tout âge.

Les enfants qui ont servi à mes recherches ont été observés pendant la presque totalité de leur allaitement. Les quantités de lait qu'ils ont ingérées ont été ni insuffisantes, ni excessives, comme en témoignaient la régularité de leur accroissement et l'absence de tous troubles digestifs ou autres. Sans doute ces quantités ont varié légèrement suivant chaque enfant observé, car la ration, subissant l'influence de facteurs nombreux (saisons, température, milieu, etc.), ne saurait être rigoureusement la même pour les enfants bien portants. Par conséquent, la moyenne des rations quotidiennes des enfants observés n'a donc pas une valeur absolue, mais, telle qu'elle est, elle m'a paru suffisante, car il n'est pas besoin d'une approximation plus grande dans la pratique. Je considère cependant cette moyenne comme une limite qu'on ne doit pas dépasser, tout au moins dès le début du régime.

C'est cette moyenne établie sur les enfants normaux et bien portants que j'ai rapportée au poids, à la taille, au périmètre thoracique et à la somme de ces deux mensurations pendant les douze premiers mois de la vie.

Cette ration moyenne ne diffère pas de celle qu'on obtiendrait en réunissant les quantités de lait proposées par les divers auteurs (Bar, Pinard, Morgan, Rotsch, Pfeiffer, Marfan, Variot, Comby, Méry, Barbier, etc.). Elle devient plus expressive si on la rapporte simultanément au poids et à la surface. J'ai pensé qu'il pouvait y avoir avantage à la rapporter également à la taille et au périmètre thoracique.

Le tableau suivant permet de tirer plusieurs conclusions d'une importance évidente à partir du deuxième mois (1).

(1) Il est difficile d'établir pour le premier mois une formule précise, les enfants s'adaptant plus ou moins facilement à leur existence extra-utérine nouvelle.

MOYENNE OBTENUE SUR 14 ENFANTS OBSERVÉS
PENDANT LA PRESQUE TOTALITÉ DE LEUR ALLAITEMENT

Age	Ration par kilo de poids	Ration par centimèt. de taille	Ration par centim. de périmètre thoracique	Ration par dmq. de surface	Ration par cmq. de la taille + le périm.
de 1 à 30 jours	185	11,6	18,5	24,6	7
2e mois	211	14,5	23,4	29	8,8
3e —	201	15,1	24,2	29	9,3
4e —	175	15,4	24,2	28,7	9,7
5e —	158	15,5	28,5	26,5	9,3
6e —	149	15,2	24,2	26,5	9,4
7e —	160	15.7	25,2	26,7	9,7
8e —	136	15,1	24	24,7	9,3
9e —	139	15,5	26	26	9,9
10e —	133	15,8	25,5	25,5	9,7
11e —	121	14,8	24	24	9,1
12e —	123	15,4	24,5	24,5	9,1
					5,5
Moyennes de 2 à 12 mois	»	gr. 15,2	24,4	26,4	9,4

1° Tout d'abord, on remarque qu'on ne saurait se baser sur le poids des enfants pour fixer la ration. Nous voyons en effet que la quantité de lait ingérée, rapportée au kilo, varie dans des proportions considérables au cours de la première année.

C'est ainsi qu'elle tombe du deuxième mois au douzième mois de 210 grammes à 120 grammes.

2° La quantité de lait ingérée par centimètre carré est beaucoup plus fixe; cette confirmation de la loi physiologique posée par Ch. Richet offre un intérêt pratique indiscutable. Puisque chaque décimètre carré de la surface d'un enfant correspond à 26 gr. 4 de lait, en multipliant la surface totale par la *constante* 26,4 (26 en chiffres ronds), on a la quantité de lait qu'il faut lui donner.

Je rappelle que pour calculer la surface, la formule de Meeh $S = 12{,}3 \sqrt{P^2}$ est fausse chez l'enfant. Mes résultats établis d'après des mensurations précises chez des enfants et non chez des adultes m'ont donné : $S = 10.5 \sqrt{P^2}$.

De plus, en dehors de sa difficulté, cette formule a l'inconvénient de ne tenir compte que du poids qui, cependant, a de si grandes variations. J'ai établi deux nouvelles formules qui ont l'avantage d'être plus exactes chez l'enfant et surtout d'un usage plus commode.

L'une en fonction du périmètre thoracique :

$$S = 2{,}3 \times \text{Périm.}^2.$$

L'autre en fonction de la taille :

$$S = 0{,}92 \times T^2.$$

Ce qui veut dire que pour trouver la surface d'un enfant, on peut :

1° Soit prendre son tour de poitrine en centimètres (au niveau de la ligne mamelonnaire) et multiplier le carré du chiffre trouvé par la constante 2,3;

2° Soit mesurer sa taille en centimètres et multiplier le carré du chiffre trouvé par la constante 0,92.

La relation empirique entre la ration et la taille paraît comporter un avantage pratique incontestable. Il en résulte un moyen bien simple de calculer la ration de n'importe quel nourrisson : il suffit de multiplier sa taille en centimètres par le coefficient 15 pour avoir la quantité de lait qu'il faut donner.

La mesure du périmètre thoracique paraît intéressante. Elle permet de calculer également la ration qu'on obtiendra en multipliant ce périmètre thoracique en centimètres par le coefficient 24.

Enfin nous voyons que la ration de lait est encore exactement proportionnelle à la somme de la taille et du périmètre thoracique évaluée en centimètres. C'est ainsi que chaque centimètre ou unité de cette somme correspond à 9 fr. 4 (9 grammes en chiffres ronds) de lait ingéré. D'où un autre moyen de calculer la ration d'un enfant en additionnant sa taille et son tour de poitrine et en multipliant le résultat par 9.

Tous ces différents procédés de fixation de la ration, outre leur mérite d'être simples, ont encore, à cause de leur rapidité d'exécution, l'avantage de pouvoir être employés simultanément et par suite de se contrôler mutuellement.

Il y a plus : ces procédés peuvent s'appliquer non seulement aux enfants normaux, mais encore aux enfants retardés dans leur croissance, momentanément amaigris. On connaît les variations de poids que peut subir un enfant sous des influences diverses (hypo-alimentation, dyspepsie) et, par suite, l'impossibilité matérielle de calculer sa ration d'après ce poids s'accroît encore! La taille et la surface sont à l'abri de ces variations excessives, car leur développement se fait beaucoup plus régulièrement même au cours des retards de croissance. Ils constituent donc des repères précieux pour apprécier l'état réel de développement et de santé de l'enfant et, par conséquent, pour proportionner la ration aux besoins de ce jeune organisme. Seul le procédé basé sur le périmètre thoracique doit être réservé aux enfants bien portants, car j'ai constaté que chez les enfants amaigris la loi ne s'appliquait pas. Néanmoins, chez les enfants normaux, la simplicité de la mesure du tour de poitrine, qui n'exige qu'un simple ruban métrique et aucun aide, mérite de retenir l'attention des pédiâtres.

En résumé :

Le procédé basé sur la surface, malgré les formules rapides que j'ai proposées, restera plutôt un procédé scientifique.

Mon procédé basé sur le périmètre thoracique, excellent chez les enfants normaux, est inexact chez les enfants amaigris.

Enfin, mon procédé basé sur la taille reste le procédé de choix applicable dans la majorité des cas, notamment pour établir la ration en lait condensé.

VALEUR ALIMENTAIRE DU LAIT CONDENSE

1° ENFANTS

Le lait condensé, aliment du premier âge. — Il est bien évident que nous ne songeons pas une minute à remplacer le lait de la mère par un lait artificiel, même aussi bon soit-il. L'allaitement maternel restera toujours l'allaitement idéal, le plus simple et le plus fécond.

Mais quand la mère ne pourra pas nourrir son enfant, le médecin devra penser au lait condensé. L'allaitement au lait condensé doit être manié avec compétence, comme tout allaitement artificiel; mais j'affirme qu'ainsi conduit on peut le donner aux enfants de tout âge, même dès les premières semaines après la naissance. Des centaines d'observations me permettent d'établir ma conviction envers et contre tous les médecins qui ne voient dans les bons résultats qu'une réussite ou une apparence. Cette conviction est partagée par ceux qui ont employé largement le lait condensé, sans parti-pris. (Welling, Flamain, Loir, Fausta, Calmette).

Quelques rares insuccès observés au hasard de la clientèle doivent être tenus pour négligeables. Une hirondelle ne fait pas le printemps! Ces insuccès sont des observations fortuites, dues le plus souvent à la mauvaise qualité des laits condensés employés. Quand on a recours à des produits sérieux, on ne les connaît pas.

Je maintiens formellement qu'un enfant élevé avec un lait condensé n'a jamais la diarrhée, à moins d'une mauvaise administration ou d'un excès de régime.

J'ai rencontré, sans doute, des enfants au lait condensé et ayant de la diarrhée verte, assez semblable à celle qu'on voit chez les enfants élevés au sein et suralimentés. Et, en effet, ces enfants prenaient des quantités considérables de lait ou bien en prenaient trop souvent. Il a suffi de régler les repas pour voir disparaître la diarrhée. Souvent, dans ce cas, des médecins, consultés avant moi, avaient cependant incriminé à tort le lait condensé...

Par contre, j'ai élevé beaucoup d'enfants au lait condensé, et, pour la plupart, ils ne le cédaient en rien aux plus beaux enfants élevés au sein.

Le *New-York Medical Journal* donnait, il y a quelque temps, comme sujet de concours : « La valeur du lait condensé comme substitut du lait maternel ». La thèse du gagnant a été publiée dans le numéro du 6 février 1915 du *New-York Medical Journal*, et elle vaut la peine d'être remarquée dans ce pays-ci, où l'emploi du lait condensé pour les enfants en bas âge est beaucoup plus répandu qu'on ne le suppose. L'auteur, le Dr Fanz, de Philadelphie, fait remarquer que, bien que la digestibilité du sucre de canne soit niée par beaucoup d'auteurs, quelques-uns cependant prétendent qu'il peut être assimilé après avoir été transformé en sucre ordinaire par l'enzyme invertase. L'âge auquel l'enzyme apparaît chez l'enfant est contestable et variable. On a remarqué que le léger pourcentage de sucre de canne dilué dans le lait condensé est sans aucun danger et que, mettant les choses au pis, il n'a qu'une légère action laxative s'il n'est pas digéré. Ceci est souvent à souhaiter, surtout chez les enfants qui ont une tendance à la constipation. Les selles acides et gazeuses d'indigestions ne sont pas causées principalement par le sucre, mais plutôt par des végétations anormales dans l'intestin, causes de putréfaction. Dans ces cas de diarrhées produites par des ferments, une purgation est nécessaire, suivie d'un alcalin tel que le lait de magnésie ou l'eau de chaux pris avec des tablettes de cultures de bacilles d'acide lactique plutôt qu'une abstinence complète d'hydrates de carbone.

La coagulation de la protéine en condensant le lait n'a pas d'importance, principalement parce que la température à laquelle elle est évaporée est rarement, sinon jamais au-dessus de 128° F. (53,33 C.). La préservation du lait est effectuée principalement par le sucre de canne plutôt que par une température élevée continue qui pourrait nuire au produit. Fanz soutient que l'émulsion de graisse dans le lait condensé n'est pas rompue, mais qu'elle est aussi parfaite que celle du lait de vache habituel. Il a fait de nombreuses études microscopiques de différentes émulsions de graisse. L'examen d'échantillons de lait frais livrés alors que la température était exceptionnellement froide démontra souvent des émulsions rompues au plus haut degré, ce qui rend le lait condensé, à cause de son émulsion parfaite, bien supérieur comme aliment pour les enfants en bas âge pendant les mois d'hiver. En examinant le lait condensé sous le rapport de son alcalinité, Fanz a remarqué à peu près la même légère acidité que celle du lait de vache normal. Cette acidité est causée par la présence de phosphates et d'acide lactique, et on peut y remédier par l'addition d'eau de chaux.

Le lait condensé, d'après l'expérience de Fanz, était consommé, spécialement pendant les mois d'été, par des malades jouissant d'un petit revenu, et les meilleurs résultats furent obtenus pour les enfants, ceci tout en réalisant une économie appréciable. Il considère que le succès obtenu était dû en grande partie à la petite quantité de bactéries contenues dans le lait et la promptitude avec laquelle chaque repas pouvait être préparé séparément, en assurant ainsi la fraîcheur absolue. Des bébés souffrant d'indigestions de graisse et de protéine, qui avaient été nourris au lait modifié et ne se portaient pas bien, furent alimentés d'un faible mélange de lait condensé et invariablement se portèrent mieux, contrairement à ce qu'on attendait. Toutefois, le lait condensé ne fut pas utilisé indéfiniment, mais l'emploi du lait modifié fut repris dans certains cas, après que le malade eût été guéri, habituellement après quatre ou six semaines. On a observé un ou deux cas dans lesquels le lait condensé fut employé pour renforcer le lait maternel quand celui-ci n'était pas abondant, ils se portèrent bien pendant toute la période de nourrice. Plusieurs bébés furent nourris pendant leur enfance artificiellement avec différentes dilutions de lait condensé et se développèrent fort bien.

Naturellement, il convient de recommander aux mères une propreté irréprochable des biberons et des tétines ; mais comme les repas ne sont préparés qu'au moment où ils doivent être absorbés, le lait n'a pas le temps de s'altérer.

Reste-t-il un peu de lait, la mère le jette après le repas pour nettoyer aussitôt biberon et tétine à l'eau bouillante.

Lait condensé et croissance. — Dans la thèse de mon élève Pouech (1) figuraient déjà 122 observations où l'on peut voir, par les indications d'accroissement pondéral et statural, que le développe-

(1) Pouech. *Le Lait condensé*, Thèse de Paris, Jouve et Cie.

ment des enfants a été parfait, comme les précisions que j'ai apportées le témoignent.

Age des enfants	Nombre d'enfants en expérience	Quantité quotidienne de lait ingéré	ACCROISSEMENT MOYEN de poids, par jour		ACCROISSEMENT MOYEN de taille, p. mois	
1er mois	5	620gr.	22 gr.	moyenne 26,6	4 cent.	Total du 1er semest. 14,2
2e —	8	800 —	35 —		3 —	
3e —	10	880 —	22 —		2,5 —	
4e —	8	890 —	25 —	22,3	2,5 —	
5e —	8	900 —	20 —		1,2 —	
6e —	12	980 —	22 —		1,0 —	
7e —	10	1 050 —	18 —	15.6	0,9 —	Total du 2e semest. 5,7
8e —	10	1.060 —	15 —		1,0 —	
9e —	10	1.080 —	14 —		1,1 —	
10e —	8	1.120 —	12 —	13,3	0,9 —	
11e —	8	1.100 —	15 —		1,0 —	
12e —	8	1.150 —	13 —		0,8 —	
13e —	3	1.120 —	12 —	19	0,6 —	Total du 3e semest. 2.5
14e —	3	1.150 —	8 —		0,5 —	
15e —	2	1.130 —	10 —		0,4 —	
16e —	3	1.120 —	11 —	9	0,4 —	
17e —	3	1.110 —	8 —		0,4 —	
18e —	3	1.110 —	8 —		0,2 —	

De ces observations il est permis de tirer les conclusions suivantes : à savoir que les enfants nourris exclusivement, même dès leur naissance, avec le lait condensé ont eu une croissance normale.

En effet, l'accroissement de poids a été :

Pour le 1er trimestre, 26,6 ; le chiffre classique est de 25
— 2e — 22,3 — 20
— 3e — 15,6 — 16
— 4e — 13,3 — 10
— 5e — 10 — 8
— 6e — 9 —

L'accroissement de taille a été :

Pour le 1er semestre,	14,2 ;	le chiffre classique est de		14
— 2e	—	5,7	—	6
— 3e	—	2,5	—	2,5

Lait condensé et scorbut. — Nous avons constaté, en outre, disais-je, que cette croissance s'est poursuivie sans que les fonctions digestives aient cessé de fonctionner normalement. Même chez les enfants nourris exclusivement avec ce lait pendant douze et dix-huit mois, je n'ai jamais constaté aucun stigmate de rachitisme ou de scorbut, bien que je les aie soigneusement recherchés.

Je me demande alors comment certains médecins ont pu avancer que le lait condensé engendrait chez les nourrissons ces maladies. Mon opinion est basée exclusivement sur une expérimentation qui a porté sur des centaines d'enfants. La leur sur des observations faites au hasard de la clinique. Ils ont rencontré un enfant plus ou moins rachitique, et ayant appris qu'il avait consommé du lait condensé, ils en ont conclu que le lait condensé devait être incriminé. Les logiciens ne manqueront pas d'être peu satisfaits. N'avons-nous pas rencontré des enfants rachitiques parmi les enfants élevés au sein et pouvons-nous en conclure que l'allaitement au sein provoque le rachitisme? Enfin, tout récemment, on a montré que la maladie de Barlow se déclarait parfois chez des nourrissons nourris au sein. (Bouaba, *in Revista medica del Uruguay.*) N'est-ce pas la preuve que d'autres facteurs étiologiques sont à rechercher?

Le lait condensé et les dents. — On a souvent prétendu que le sucre de canne qui se trouve dans le lait condensé était la cause d'une carie dentaire prématurée chez les enfants. D'une enquête faite sur 390 enfants nourris au lait condensé et âgés de 2 à 4 ans, nous relevons que :

338 avaient des dents parfaites;

40 avaient une ou plusieurs dents légèrement cariées;

12 avaient des dents plus ou moins gravement cariées.

Sur 50 enfants élevés au lait maternel, nous voyons :

6 avaient des dents légèrement cariées;

3 avaient une dentition défectueuse par carie prononcée.

Nous pouvons donc conclure que le lait condensé sucré est sans influence nocive pour la dentition des enfants.

Longevialle et Variot (1) ont également reconnu les bons effets du lait condensé sur le développement statural et pondéral des enfants. Il ne paraît pas possible d'accepter d'autres conclusions.

Le lait condensé et la mortalité infantile. — Pendant trois ans, sur 231 enfants examinés et pesés régulièrement toutes les semaines à ma clinique des P. T. T., je n'ai pas eu un décès à déplorer. Sans doute, le dévouement et l'intelligence des mères en sont la principale cause, mais ce n'est pas m'avancer que de dire que le lait condensé y a été pour une part certaine.

Tous ceux qui ont manié le lait condensé reconnaissent son utilité, surtout en été. Loir a rappelé que, lors de la grande mortalité infantile d'août et septembre 1911, au Havre, le chiffre des décès a atteint un maximum auquel il n'était ja-

(1) Longevialle, *Les effets de l'hypersucrage du lait*, Thèse de Paris, 1913. G. Steinheil.

mais arrivé depuis 30 ans, même pendant les épidémies les plus meurtrières de choléra et de fièvre typhoïde. Au mois d'août 1911, la mortalité infantile a été, en effet, de 211 sur 398 décès, alors qu'en août 1910 elle était seulement de 109 sur 294 décès.

« Dans ces conditions, dit-il, l'administration municipale, qui désirait vivement améliorer la situation sanitaire, songea à faire afficher les précautions à prendre. Elle me demanda, notamment, de recommander que les enfants ne sortissent pas après 10 heures du matin, afin d'éviter la grande chaleur. J'objectai que les mères et les nourrices sont occupées aux soins du ménage au moins jusqu'à cette heure-là et que ne plus laisser sortir leurs enfants après 10 heures équivaudrait à ne pas les faire sortir du tout. J'ajoutai que dans notre région la véritable cause de cette mortalité infantile considérable n'était point affaire directe de soleil et de chaleur, mais bien une question d'alimentation, donc une question de lait. Il fallait le prouver, et pour tâcher d'y parvenir je décidai de faire une sérieuse enquête personnelle. Elle eut lieu en août et septembre et je dois dire tout de suite que ses résultats ne laissèrent pas que de me surprendre beaucoup.

« Mes investigations portèrent sur les milieux qui payent le plus fort tribut à la mortalité infantile : les enfants protégés par la loi Roussel. Les femmes qui ont en garde ces enfants âgés de moins de deux ans sont, on le sait, faiblement rétribuées et souvent peu soigneuses. Quelques-unes cependant sont très propres.

« En entrant chez une de ces dernières, je trouvai un enfant très malade d'entérite. Le médecin traitant l'avait condamné. Il s'agissait pourtant d'un bébé élevé au lait de vache. Le lait était apporté tous les jours en bouteilles cachetées.

« Chez plusieurs autres femmes je trouvai également des enfants dans le même état pitoyable; quelques-uns étaient morts depuis la veille. Et partout, à mes questions sur le mode d'alimentation, il fut répondu que l'on employait du lait de vache apporté de la campagne; que toutes les précautions avaient été prises, qu'on avait fait bouillir le lait au moment de l'arrivée, qu'on avait tenu le biberon très proprement, que la tétine était mise dans l'eau entre les tétées etc.

Tout, du reste, dans ces maisons, paraissait en bon état de propreté.

« Néanmoins, quand je poussais un peu plus loin l'interrogatoire, il m'était également et toujours répondu que les jours de grande chaleur on avait de la difficulté à conserver le lait sans le voir se cailler à la fin de la journée.

« Mon enquête a porté sur vingt-huit enfants; vingt étaient âgés de moins d'un an, les autres n'avaient pas dix-huit mois; huit de ceux âgés de moins d'un an sont morts et tous dans les mêmes conditions d'alimentation que je viens de signaler.

« Je le répète, ces enfants étaient placés chez des nourrices soigneuses.

« Or, après avoir vu dans cette sorte de milieu un de ces petits sur le point de mourir, j'allais souvent dans d'autres maisons portant sur mes notes « maison de nourrice peu soigneuse ». Et j'étais tout étonné de trouver des enfants en bonne santé. A mes questions : « A-t-il eu la diarrhée? A-t-il été malade? » on me répondait toujours négativement. Or ces enfants bien portants étaient élevés au lait condensé.

« Au moment où je me rendis ainsi compte des

résultats donnés par le lait condensé, j'étais peu partisan de ce mode d'alimentation. Pourquoi? Je ne saurais le dire; probablement parce que je me trouvais dans l'état d'esprit de beaucoup de médecins qui ont une prévention contre ce système de nourriture des jeunes enfants, sans avoir vérifié si elle est justifiée. On dit que pour alimenter rationnellement un enfant il faut du lait vivant. Il est bien entendu que le lait de la mère sera le meilleur.

« L'hygiène du lait est inconnue ou méconnue. Je suppose une nourrice, même soigneuse, recevant du lait le matin. Elle le fait bouillir, le verse ensuite dans un vase qu'elle met de côté et, à chaque tétée, elle va y puiser l'aliment du bébé. Or, par les temps chauds, ce lait se conserve difficilement jusqu'à la fin de la journée. Il tourne souvent, au grand étonnement de la nourrice, mais elle se dit qu'il doit être bon quand même, puisqu'il a bouilli. Elle en est tellement persuadée que, même, lorsque le lait commence à cailler, elle continue à l'employer. La vérité est que ce lait a été apporté de la campagne sans précautions, sans avoir été refroidi. Son altération a déjà commencé pendant ce voyage, et la preuve, c'est que souvent il tourne au moment où on le fait bouillir. Comment un pareil lait pourrait-il faire un bon aliment?

« C'est pour remédier à ces graves défectuosités que Budin a imaginé son appareil; mais il est compliqué et pratique seulement pour les personnes qui peuvent consacrer un certain temps au nettoyage soigneux des bouteilles. Les « gouttes de lait » remplacent avantageusement auprès de la clientèle populaire l'appareil de Budin, mais si leur lait n'est pas accepté par une nourrice pour une raison ou pour une autre, il faut, à mon avis, proscrire l'usage du lait ordinaire même cacheté et le remplacer par le lait condensé. »

Nous avons reproduit plus haut l'opinion de Flamain, de Welling. En voici une autre non moins intéressante :

Dans sa communication retentissante à l'Académie (1), Calmette a rapporté que pendant l'occupation de Lille par les Allemands, alors que la population a souffert atrocement de l'insuffisance

(1) Calmette, *loc. cit.*

de la nourriture, alors que la mortalité générale s'est élevée à 20 pour 1.000 habitants, alors que la tuberculose fait de véritables hécatombes, la mortalité infantile des enfants de 0 à 1 an s'est trouvée diminuée considérablement. Le nombre des naissances, qui était de 4.885 en 1913, tomba, en 1915, à 2.154, en 1916 à 644, en 1917 à 602, en 1918 à 609. Celui des décès, de 0 à 1 an, qui était en 1913 de 900, en 1917 et en 1918 s'abaissa à 97 et 94, soit 16,1 % et 15,4 % au lieu de 18,4 %.

« La proportion relativement faible de décès de 0 à 1 an, dit Calmette, s'explique par le fait que les nouveau-nés ont pu être élevés par leurs mères, le travail industriel étant complètement supprimé. Pas une goutte de lait de vache n'ayant été distribuée aux habitants pendant ces quatre années, on fut forcé de recourir, comme complément de l'alimentation maternelle, au lait condensé fourni par le Comité de secours américain d'abord, puis hispano-hollandais.

« L'expérience a montré l'excellence tout à fait remarquable de ce régime : avec l'usage exclusif du lait concentré, nos consultations de nourrissons, qui n'ont pas cessé d'exercer leur activité, ont vu disparaître les entérites et les troubles gastro-intestinaux, auxquels, avant la guerre, succombaient, à Lille, 18 à 21 % des bébés au cours de la première année. »

2° ADULTES

Chez les adultes, le lait condensé constitue à tous les points de vue un produit alimentaire excellent. Cependant on ne saurait se baser sur les bons résultats qu'il donne ici pour affirmer la valeur nutritive du lait condensé. Seul l'enfant est un réactif assez sensible pour apprécier cette valeur. Néanmoins, la guerre a montré l'intérêt qu'il y avait à s'approvisionner en lait condensé. La population, par suite de la crise des transports, a été amenée à recourir en grande partie au lait condensé, facile à transporter et d'une conservation parfaite. Cette expérience a été concluante, et ceux qui ont lutté contre les préjugés pour restituer au lait condensé la place qui lui revient en hygiène alimentaire doivent se féliciter d'avoir pu sauver une grande partie de la population de la disette lactée. Il est une catégorie d'adultes qui ont été l'objet, pendant ces dernières années, de toute notre sollicitude : ce sont nos chers « poilus ». Eux aussi ont bénéficié, dans une large mesure, des avantages du lait condensé.

L'INTRODUCTION DU LAIT CONDENSE DANS LA RATION DES TROUPES EN CAMPAGNE

On sait, d'après le *Bulletin Officiel* du Ministère de la Guerre (avril 1914), que la ration journalière forte du soldat français se compose de :

Pain	750	grammes
Viande fraîche	500	—
Viande ou conserve	300	—
Légumes secs ou riz	100	—
Pommes de terre	750	—
Lard ou saindoux	30	—
Sucre	32	—
Sel	20	—
Café torréfié	24	—
Vin	0 lit. 25	

Elle apporte donc, d'après les calculs de A. Gautier :

158 gr. 20 d'albumine.
65 gr. 35 de graisses.
525 gr. 50 d'hydrates de carbone,

soit en calories : 3.189.7 calories.

Ajoutons que depuis le 1er septembre 1914 il a été accordé aux soldats un supplément de 0 fr. 47 par jour, qui le 1er février 1915 a été réduit à 0 fr. 20 et qui en juillet 1916 s'élevait encore à 0 fr. 24. Ce supplément est considéré comme une prime d'alimentation (0 fr. 22) et comme indemnité représentative partielle de pain (0 fr. 022).

Avec ce supplément de 0 fr. 24, l'ordinaire procure aux soldats soit des viandes de veau ou de porc que l'intendance fournit rarement, soit des légumes frais, soit des fruits ou des confitures, ou même un supplément de viande. Marcel Labbé, dans une étude très documentée (*Paris médical*, 13 mai 1916), estime à 585 calories ce supplément de ration fourni ainsi par la prime d'alimentation de 0 fr. 20. On conçoit que ce n'est qu'une moyenne ; quoi qu'il en soit, tous les hygiénistes s'accordent pour reconnaître qu'au point de vue scientifique la ration précédente, avec son supplément, est largement suffisante.

Néanmoins, si la quantité ne laisse rien à désirer, la composition de la ration des troupes en campagne est susceptible de recevoir des améliorations. La viande notamment a donné lieu à quelques critiques justifiées, que Marcel Labbé a très bien résumées :

« En effet, dit-il, les hommes ne mangent pas toute leur viande ; dans les tranchées, ils la jettent par-dessus bord ; dans les cantonnements, il est des villages où la population civile est en partie nourrie avec les restes de l'armée. C'est que le Français n'est pas, à quelques exceptions près, un aussi gros mangeur de viande que le fait la ration officielle. Les paysans, qui sont nombreux à l'armée, ont l'habitude d'en manger très peu ; ils ne l'aiment guère. En outre, beaucoup de soldats, ayant une dentition défectueuse, sont incapables de mâcher la viande. D'autres soldats et officiers s'étant laissés aller à consommer leur ration de viande ont souffert de ce régime carné à l'excès. Beaucoup ont eu des troubles digestifs variés, des entérites que l'on peut attribuer à l'abus de la viande. M. Mouriquand dit avoir observé une vingtaine de cas de lithiase rénale ou biliaire qu'il rapporte à la même cause. J'ai vu des néphrites chroniques, maintenues latentes pendant des années, grâce à un régime convenable, être aggravées par les excès de viande et se transformer en mal de Bright dangereux et même mortel. »

Il semble donc que l'on pourrait remplacer une partie de la viande par un peu de lait condensé. C'est d'ailleurs ce qui a été tenté avec trop de parcimonie sur le front. Il serait excellent que cette mesure fût généralisée. C'est ce qui se faisait sur le front anglais, où les « Tommy » consommaient mensuellement plus de six millions de boîtes de lait condensé. La ration officielle fixée par le gouvernement anglais varie suivant les saisons, mais elle est en moyenne de 22 cmc. 2 de lait condensé par homme et par jour dans la marine et de 29 cmc. 6 par homme et par jour dans l'armée. En dehors de la ration fournie par le gouvernement, des quantités considérables, des millions de boîtes sont distribuées dans les cantines navales et militaires. On m'a appris qu'en dehors du lait condensé, les Anglais consomment en abondance des boîtes de café ou de cacao au lait condensé. Partout les soldats anglais se montrent très satisfaits de l'introduction du lait condensé dans leur ration. Il n'est pas douteux que les soldats français l'apprécieraient égalcment. Le lait condensé pourrait être utilisé soit avec le café, le thé, soit dans la préparation des légumes ou des pâtes, du riz, généralement peu goûtés parce que mal préparés. Cette question de la cuisine, accommodement des aliments, a déjà retenu l'attention de l'autorité militaire. Pour remédier à l'ignorance des cuisiniers, elle a édité une « Notice relative à la préparation des aliments en campagne » qui est très simple et fort bien comprise. J'y ai trouvé d'ailleurs une recette pour le riz au lait concentré (1). L'introduction du lait condensé dans la ration n'est donc pas une révolution. La santé des soldats

(1) *Riz au lait concentré*. Délayer le lait à l'eau froide, le faire bouillir en remuant continuellement le mélange afin d'éviter qu'il ne brûle. — Trier, laver, égoutter le riz, le soumettre à l'ébullition pendant cinq minutes, le mélanger avec le lait bouilli, y ajouter 150 gr. de sucre par litre de riz (si le lait concentré n'est pas sucré), faire cuire le tout pendant 25 minutes au maximum.

l'exige, les essais si favorables qui ont été tentés l'imposent, la nécessité d'une cuisine appétissante la justifie.

VALEUR THÉRAPEUTIQUE

TROUBLES GASTRO-INTESTINAUX.

HYPOTROPHIE CHEZ L'ENFANT.

J'ai noté dès mes premières communications l'influence heureuse du lait condensé sur les troubles gastro-intestinaux des enfants.

J'ai été surpris tout de suite de voir avec quelle *rapidité* des enfants présentant des troubles digestifs très graves, vomissements incoercibles, diarrhée profuse, etc., se trouvaient améliorés, dès qu'on les mettait au lait condensé. J'ai vu également un grand nombre d'enfants hypotrophiques, à croissance très retardée, reprendre du poids et rattraper leur retard pondéral et statural au bout de quelques semaines, après avoir été mis au lait condensé. En compulsant mes observations, je puis rappeler les plus caractéristiques dans le tableau suivant :

Nombre d'enfants observés	Poids de l'enfant au moment où on a commencé l'administration du lait condensé	Poids de l'enfant après usage du lait condensé
XXXV	environ 3,000 gr. à 1 mois	moyenne : 9,490 gr. à 13 mois
XXVIII	— 5,600 — à 6 —	— 9,059 — à 12 —
XXXVIII	— 5,700 — à 7 —	— 7,500 — à 14 —
XXXVI	— 6,345 — à 8 —	— 9,350 — à 18 —

Nous insistons et répétons qu'il n'est pas dans notre pensée de prétendre que le lait condensé est une panacée jouissant de toutes les vertus curatives. Mais nous sommes obligé de constater que chez les enfants malades, soit qu'ils aient absorbé un mauvais lait, soit parce que ce lait n'a pas été convenablement dosé, lorsqu'on restitue une ration convenable, le lait condensé est admirablement toléré, alors que les autres laits pasteurisés ou stérilisés, etc., ne le sont pas. De nombreuses observations montrent, à ce sujet, les avantages du lait condensé ; je regrette de ne pas pouvoir toutes les publier ici. En tout cas, les choses se passent toujours de la même façon ; les vomissements sont arrêtés dès les premiers jours, il persiste toutefois une sorte de régurgitation ; l'enfant rejette un peu de lait immédiatement après son repas, mais la quantité de lait rejeté est peu considérable, à peine une cuillerée à café dans les premiers jours et d'ailleurs elle diminue de plus en plus, pour disparaître au bout de quelques semaines. En tout cas, elle est sans effet sur la santé de l'enfant, qui s'améliore de jour en jour. Dès que l'enfant est mis au lait condensé on constate également que les selles s'améliorent. Chez de nombreux nourrissons présentant de la diarrhée, le nombre des selles se réduit rapidement à deux et trois par jour et même à l'unité quelquefois. En même temps, l'aspect des matières fécales se modifie favorablement, les grumeaux disparaissent, la coloration devient jaune, la consistance devient molle. En résumé, les phénomènes de gastro-entérite s'amendent rapidement dès qu'on administre le lait condensé aux enfants. Ces faits sont bien connus de tous les médecins qui ont fait usage de ce lait (Welling, Flamain, Loir) ; c'est à ce titre que le lait condensé permet de lutter efficacement contre les diarrhées estivales, le choléra infantile ; c'est ainsi qu'il a pu dans les milieux où on l'employait réduire considérablement la mortalité infantile (Calmette).

ACTION ANTIÉMÉTIQUE

L'action antiémétique, qui a attiré particulièrement l'attention de Variot, n'est qu'une propriété de ce lait. On sait que c'est d'une façon toute fortuite qu'elle se révéla au Pediatre français. Il s'agissait d'un enfant qui depuis sa naissance vomissait tous les laits qu'on lui donnait et auquel, en désespoir de cause, on donna du lait condensé sucré. Grande fut la surprise de voir que, d'emblée, les vomissements étaient arrêtés. Dès lors, Variot fit l'essai systématique du lait condensé sucré chez un grand nombre de nourrissons dyspeptiques et vomisseurs, et constata que presque toujours les vomissements disparaissaient du jour au lendemain. Variot attribue à la saccharose seule l'action antimétique du lait condensé sucré. Nous sommes d'un avis tout à fait différent, et tout en maintenant notre préférence pour le lait condensé sucré, nous sommes obligé de reconnaître que le lait condensé non sucré possède la même action antimétique.

Cette action antiémétique se retrouve aussi bien

vis-à-vis les dyspeptiques adultes que chez les enfants. Chez un grand nombre de soldats atteints d'entérite grave, de dysenterie même, j'ai obtenu les mêmes résultats.

Le lait condensé arrête en peu de temps (un jour ou deux) les vomissements quelquefois incoercibles de ces malades. J'ai eu l'occasion d'observer cette action antiémétique chez des tuberculeux graves, en voie de ramollissement et présentant en même temps que de la fièvre une intolérance absolue pour n'importe quel aliment ou boisson. Ces malades, qui ne pouvaient rien supporter et qui s'acheminaient, par une dénutrition rapide, vers une mort certaine et prompte, ont pu être sauvés, je n'hésite pas à le dire, par le lait condensé. Sous l'influence de ce lait, que je donnais exclusivement sans être dilué, c'est-à-dire tel qu'il se trouvait dans la boîte, les vomissements de ces malades se sont arrêtés et l'alimentation a pu être reprise graduellement. Quelques semaines après, la fièvre était disparue et ces malades, dont la dénutrition avait été si accentuée, voyaient leur poids régulièrement augmenter.

LAIT CONDENSÉ DILUÉ DANS L'EAU DE RIZ

Nous avons déjà parlé de l'action réelle du lait condensé contre la diarrhée. Si on veut que cette action se produise à coup sûr, même dans les cas les plus graves, il faut modifier, ainsi que je l'ai montré, la dilution du lait condensé. Au lieu de l'étendre avec de l'eau bouillie, il faut l'additionner dans les mêmes proportions, d'eau de riz du Codex. En opérant ainsi, on obtient un agent thérapeutique d'une efficacité surprenante dans le traitement des diarrhées. Je ne crois pas qu'il y ait une médication plus simple ni plus efficace. J'ai eu l'occasion de l'expérimenter au début chez des enfants atteints de choléra infantile, et tout de suite, devant l'efficacité de la médication, ma conviction s'est faite.

Elle s'est fortifiée avec le temps. Les avantages sur les moyens thérapeutiques classiques ordinaires sont nets. Au lieu d'exposer les enfants trop longtemps à la diète hydrique ou au bouillon de légumes sans valeur nutritive, l'usage du lait condensé permet de les alimenter dès le premier jour, et on donne ainsi à l'enfant une ration en calories suffisante et particulièrement précieuse pour un organisme en voie de refroidissement par cachexie. Dans ce cas, le lait condensé, tout en restant un aliment bien toléré, devient une médication active.

LAIT CONDENSÉ DILUÉ DANS L'EAU D'ORGE

La modification apportée dans le coupage du lait peut varier, et c'est là l'intérêt thérapeutique de la méthode. Lorsqu'on a affaire, par exemple, à des enfants constipés, on peut, au lieu de couper le lait condensé avec l'eau de riz, l'étendre avec de l'eau d'orge. On utilisera ainsi la propriété laxative de l'eau d'orge sans cesser de donner à l'enfant la ration alimentaire qui lui est nécessaire. Là encore le lait condensé fournit un appoint précieux pour une thérapeutique sans prétention, simple et le plus souvent efficace. En résumé, qu'il s'agisse de vomissements, de diarrhée ou de constipation, le lait condensé permet de lutter contre ces troubles sans arrêter l'alimentation de l'enfant. Aucun autre mode d'allaitement ne peut avoir la prétention de faire plus ni mieux.

LE LAIT CONDENSÉ DANS LE TRAITEMENT DE CERTAINES AFFECTIONS CHEZ L'ADULTE

Le lait condensé n'est pas seulement un aliment sain qui doit à juste titre prendre place dans la ration des malades et des soldats, c'est encore un adjuvant précieux dans le traitement de certaines affections.

Aliment de régime, de même que le lait ordinaire, il peut être employé dans la plupart des hyperthermies ou des maladies graves, dans les affections gastro-intestinales, dans les affections du foie, du cœur, des reins, chez les blessés, etc. Il offrira une garantie précieuse que ne donnera pas le lait ordinaire recueilli à n'importe quel moment, à n'importe quelle source plus ou moins impure.

Mais il y a plus, le lait condensé est plus qu'un aliment de régime, c'est un adjuvant théorique, comme j'ai pu le démontrer, le premier je crois, mais avec une évidence qui a convaincu tous ceux qui ont pu contrôler mes expériences.

Ayant eu à soigner, dans une formation sanitaire

de l'avant, un grand nombre de soldats atteints de diarrhées graves, j'ai pensé expérimenter chez les adultes la médication qui m'avait si bien réussi chez les enfants. Je rapporte ici les résultats que j'ai obtenus.

I. — ENTÉRITES AIGUES

N'ayant en vue ici que leur traitement, je rappellerai très brièvement les principaux caractères classiques de ces entérites contractées dans les tranchées et dont j'ai eu à soigner 256 cas. Tous ces malades ont une histoire pathologique qui se ressemble.

A l'occasion soit de fatigues, soit du froid, soit d'ingestion d'eau suspecte, les hommes ont eu des coliques, puis la diarrhée s'est manifestée. Le malade arrive quatre à six jours après environ, amaigri, les traits tirés, la langue sale, rouge sur les bords et sèche.

Mais ce qui domine incontestablement le tableau clinique, c'est le nombre considérable de selles, nombre qui varie de 6 à 30 en vingt-quatre heures.

Ces selles sont franchement liquides et, d'après mes statistiques, glaireuses dans 72 % des cas, sanglantes dans 51 % des cas. On y découvre parfois des graisses, des détritus alimentaires ou de la bile.

Les malades accusent parfois des épreintes et du ténesme très marqués.

La température varie entre 38 et 39°8. Le pouls est accéléré et marche parallèlement avec la température.

L'état général est mauvais, les vomissements, les nausées, la céphalée, l'insomnie sont fréquents.

En résumé, le grand nombre de selles, la présence de glaires et de sang en quantité souvent abondante, l'existence d'épreintes, de ténesme pourraient faire confondre aisément ces entérites, d'origine colibacillaire en général, avec de véritables dysenteries. Seul l'examen bactériologique des selles permet d'instituer un diagnostic précis. Chez nos malades, cet examen a été pratiqué par mon excellent camarade le médecin-major Delater, dont la collaboration nous a été aussi précieuse que dévouée.

J'aborde maintenant les faits sur lesquels je voudrais retenir l'attention, à savoir : les avantages que peut comporter le traitement de ces entérites par le lait condensé.

Voici en quoi consiste cette médication : dès leur entrée, les malades recevaient chaque jour 1 à 2 litres d'un mélange de lait condensé obtenu en diluant une partie du lait condensé dans quatre parties d'eau de riz.

Quand on expérimente un nouveau traitement, on est toujours tenté de lui attribuer une part prépondérante dans les succès qu'on obtient. Cependant, le plus souvent, les résultats qu'on obtient ne sont jamais absolument probants, en raison de la multiplicité des facteurs qui influencent les essais cliniques. Ceux que j'ai obtenus méritent la même réserve. Néanmoins, j'ai tenté de diminuer autant que possible la part d'erreur que je pouvais commettre, de la façon suivante :

Afin de rendre l'expérience plus démonstrative, 72 de mes malades ont été soumis *exclusivement* au lait condensé dilué dans l'eau de riz. Depuis leur entrée et jusqu'à la disparition complète de leurs phénomènes pathologiques, aucun autre aliment ou médicament n'a été adjoint à cette alimentation. Or l'efficacité de notre méthode de traitement s'est fait sentir sous des aspects multiples. En effet, nous avons constaté :

1° Une diminution rapide du nombre de selles par vingt-quatre heures. De 30, 24, 18, 12 ce nombre passe en quelques jours au chiffre normal, c'est-à-dire à l'unité.

Dans 37 cas, c'est-à-dire 51 fois sur 100, le nombre de selles a été ramené à l'unité au bout de deux à quatre jours de traitement.

Dans 31 cas, c'est-à-dire 43 fois sur 100. au bout de cinq à dix jours.

Dans 4 cas, soit 6 fois sur 100, au bout de dix à treize jours.

2° En même temps les caractères des selles se transforment. Le sang disparaît. En effet, sur 72 malades ainsi traités, 36 avaient des selles sanglantes.

Chez 30 de ces derniers, soit 84 fois sur 100. le sang a disparu au bout de un à cinq jours de traitement avec prédominance au bout de 24 heures (12 cas).

Chez 6 malades seulement, soit 16 fois sur 100,

le sang a disparu au bout de cinq à douze jours.

3° Rapidement aussi les glaires n'apparaissent plus isolées, mais mélangées aux fèces, puis les enrobant, pour enfin disparaître.

4° Avant même que le nombre de selles soit revenu à l'unité, leur fétidité a disparu.

5° De plus, remarquons que l'apport de 2 litres de lait, c'est-à-dire d'une ration importante pour un homme couché, sans dépenses énergétiques, entraîne un avantage appréciable, puisqu'il permet de retarder la reprise de l'alimentation qui en général, provoque des rechutes, parce que trop hâtive.

Ces résultats montraient donc que les malades atteints d'entérite aiguë, même grave, guérissaient sans autre médication que celle qui consiste à leur fournir un à deux litres de lait condensé dilué dans de l'eau de riz. Ils sont donc intéressants, mais ils ne démontraient pas cependant que cette médication fut supérieure aux autres plus classiques (diète hydrique, bouillon de légumes, lait ordinaire).

Toutes choses égales d'ailleurs, c'est cependant

à cette conclusion que je dus m'arrêter, en ce qui concerne du moins ma propre expérience. En voici la raison :

En faisant le dépouillement de mes observations j'ai été frappé par le peu de temps que nos 72 malades traités au lait de riz sont restés à l'hôpital. En calculant notamment la moyenne des jours de maladie (1) par sujet, j'ai vu que :

1° Chez les 72 malades traités exclusivement avec le lait de riz, le total des jours de maladie est de 1,066, soit d'une moyenne de quinze jours pour chaque malade ;

2° Chez 32 malades traités antérieurement, avant nos essais, suivant la méthode classique (diète, bouillon ou lait ordinaire, médicaments usuels), le total des jours de maladie a été de 824, soit une moyenne de vingt-six jours pour chaque malade.

Je fus donc obligé de conclure, en ce qui concernait mon expérience, que la médication au lait condensé dilué dans de l'eau de riz avait eu pour conséquence imprévue une réduction de presque la moitié de la durée de séjour des malades.

(1) Les malades étaient évacués quand ils pouvaient supporter le grand régime.

Ce résultat était doublement intéressant, puisque, en réduisant de moitié le séjour des soldats traités, non seulement la formation sanitaire pouvait en soigner un nombre double sans craindre l'encombrement, mais en même temps la durée de l'indisponibilité des malades, c'est-à-dire des combattants, se trouvait réduite de moitié.

Pour en revenir à la valeur de notre méthode, son efficacité reçoit une démonstration saisissante du fait qu'elle peut être exclusive. Néanmoins, il ne s'ensuit pas qu'elle doive forcément l'être. On peut tout aussi bien lui adjoindre, suivant les indications, tel ou tel médicament, soit des opiacés en cas de coliques vives, soit du calomel en cas de fétidité extrême, soit du sulfate de soude, etc., etc. Cette association ne peut être que favorable, mais elle n'est pas nécessaire.

Exemples. — Voici maintenant quelques observations destinées à montrer comment les choses se passent. Ce sont trois exemples dans lesquels on peut faire rentrer tous les autres cas. Le manque de place nous interdit d'en citer davantage.

« *Observation* (N° 157). — L... (François). ...

régiment d'infanterie, 26 ans. Pas d'antécédents.

« L'affection actuelle remonte à huit jours. Elle a débuté, à la suite de fatigues et peut-être aussi d'ingestion d'eau suspecte, par des coliques très vives accompagnées de diarrhée abondante et même de vomissements. Le 31 août, à l'entrée, le malade était dans un état de faiblesse considérable. Le faciès est terreux, les traits tirés, les orbites excavés. La peu est sèche, la soif est intense, l'insomnie complète depuis trois jours. La température du matin est de 39°1 ; le pouls est à 140. Les urines sont rares et légèrement albumineuses. Le malade a eu dans les vingt-quatre heures qui ont précédé 32 selles avec coliques, tenesme, épreintes vives. Les selles sont formées par un mucus blanchâtre, presque translucide, ayant nettement l'aspect du frai de grenouille.

« La langue est sèche, rouge sur les bords, blanchâtre au milieu. Le ventre est rétracté, douloureux. Le malade se couche en chien de fusil pour tenter d'immobiliser son abdomen (1).

« Le malade est mis aussitôt au lait condensé

---

(1) L'examen bactériologique a confirmé le diagnostic d'entérite aiguë.

dilué dans de l'eau de riz. Il en reçoit deux litres par vingt-quatre heures à l'exclusion de tout autre médicament ou aliment.

« Le 5 septembre. le nombre des selles était de cinq seulement, les urines étaient abondantes, sans albumine. La température était depuis trois jours redescendue au-dessous de 37°5, les vomissements avaient disparu.

« Le 8 septembre, le nombre des selles était revenu à l'unité.

« Le 11 septembre, le malade était mis au régime spécial (purée, potages au lait, deux œufs). Le lait de riz était réduit à un litre.

« Le 17, on donne le grand régime et on supprime le lait de riz.

« Le 18, le malade ayant eu trois selles semi-liquides, on rétablit le régime spécial et le lait de riz.

« Le 22, on rétablit le grand régime.

« Le 25, le malade sort guéri. »

L'observation suivante montre à quel point ces entérites peuvent parfois simuler la dysenterie.

« *Observation* (N° 95.). — L... (Eugène), 25 ans,

...ᵉ régiment d'infanterie. A la suite d'un refroidissement, le malade a eu deux jours auparavant des coliques vives, suivies bientôt de diarrhée sanglante.

« Le 18 août, à l'entrée : état général mauvais. Faiblesse, vomissements, coliques, ténesme, épreintes. Depuis vingt-quatre heures : vingt selles; on y découvre des glaires et du sang rouge en quantité notable (1).

« Le ventre est douloureux, ballonné. Les urines sont rares, non albumineuses.

« La température est de 38°5. Le pouls est à 90.

« Le malade est mis aussitôt exclusivement au lait de riz, dont il reçoit deux litres par vingt-quatre heures.

« Le lendemain, l'amélioration est manifeste : les vomissements sont arrêtés. Le malade n'a eu que trois selles glaireuses et sanglantes.

« Le 22 août, le nombre de selles est de quatre, mais le sang a disparu.

---

(1) L'examen bactériologique a éliminé le diagnostic de dysenterie.

« Le 25, une selle seulement, légèrement glaireuse.

« Le 31, disparition des glaires, le malade est mis au régime spécial (potages, purée, œufs) et ne reçoit qu'un litre d'eau de riz.

« Le 3 septembre, on met le malade au grand régime et on supprime le lait.

« Le 6, il sort guéri. »

Voici maintenant l'observation d'un cas bénin.

« *Observation* (N° 125). — L... (Jacques), 20 ans, ...e régiment d'infanterie. Débute il y a quatre jours par des coliques et de la diarrhée.

« Le 14 août, à l'entrée, le malade se plaint de coliques vives. Dans les vingt-quatre heures précédentes il y a dix selles liquides, très fétides. Ces selles sont glaireuses et contiennent une quantité notable de bile.

« Rien aux organes en dehors de l'abdomen qui est douloureux.

« La température est de 37°4. Les urines sont rares, mais sans albumine.

« Le malade est mis exclusivement au lait condensé dilué avec de l'eau de riz.

« Le 15 août, amélioration légère. En vingt-quatre heures six selles glaireuses, bilieuses, fétides.

« Le 17 août, pas de selle.

« Le 18, une selle dure glaireuse.

« Le 20, une selle dure non glaireuse. Régime spécial et réduction de moitié du lait de riz.

« Le 22, une selle normale. Grand régime. Suppression du lait de riz.

« Le 25, le malade part guéri. »

II. — DYSENTERIE CONFIRMÉE

En dehors des 256 cas d'entérite que j'ai observés, j'ai eu l'occasion d'expérimenter la même médication sur des malades atteints de dysenterie bacillaire confirmée. Il s'agit de trois malades, entrés pour entérite aiguë qui ont été gardés jusqu'au jour où l'examen du Laboratoire montra qu'on était en présence de véritables dysenteries bacillaires. Mais à ce moment ces trois malades, mis dès leur entrée au traitement exclusif par le lait condensé dilué dans de l'eau de riz, étaient déjà guéris. Les trois observations se superposent nettement comme symptomatologie, et il nous suffit ici d'en rapporter une.

« *Observation* (N° 1). — X... (Charles), 25 ans, ...° régiment d'artillerie. Le début remonte à quatre jours. A ce moment, coliques et diarrhée.

« Le 1er août, entrée : état général médiocre, face pâle, faiblesse générale, vomissements, nausées. La température est de 38°9. Le pouls est à 95. Urines rares, faiblement albumineuses.

« Dans les vingt-quatre heures qui ont précédé, vingt-quatre selles. Ces selles sont mélangées de mucus et de sang rouge (1).

« Douleurs abdominales vives. Abdomen rétracté douloureux.

« Le malade est mis au lait condensé dilué dans de l'eau de riz.

« Le 2 août, légère amélioration, mais encore douze selles légèrement sanglantes dans la journée.

« Le 5 août, l'amélioration est manifeste : les vomissements sont disparus depuis le 2 et les phé-

---

(1) L'examen du laboratoire montre, le 12 août, qu'il s'agit d'une dysenterie bacillaire.

nomènes douloureux (épreintes, ténesme, coliques) depuis le 3. La température est au-dessous de 37°5 depuis trois jours.

« Le 7 août, une seule selle, non sanglante pour la première fois.

« Le 10, légère constipation depuis deux jours, on met le malade au régime spécial (potage, purée, œufs). On ne donne qu'un litre de lait condensé dilué dans de l'eau ordinaire.

« Le 15, les selles ont été, depuis le 10, normales comme nombre et comme caractères ; on met le malade au grand régime et on supprime le lait condensé.

« Le 19, le malade sort guéri. »

Je me garderai bien de conclure de quelques cas que j'ai observés que le lait condensé, dilué dans l'eau de riz, peut suppléer à tout autre traitement des dysenteries, par exemple à la sérothérapie. Je me contente de rapporter des faits, qui montrent simplement que notre médication a pu se suffire à elle-même, donc qu'elle peut rendre service à l'occasion.

Ainsi, en ne tenant compte que des faits, il est

impossible de ne pas reconnaître les avantages qu'il y aurait à posséder dans les hôpitaux militaires et civils du lait condensé en quantité suffisante pour le traitement des diarrhées de diverses natures (entérites ou dysenteries). L'eau de riz est facile à préparer, donc notre médication a non seulement l'avantage d'être efficace, mais encore celui d'être simple, pratique, facile à employer.

DIARRHÉE DES TUBERCULEUX

On connaît depuis la plus haute antiquité la gravité des diarrhées chez les tuberculeux. Déjà Arétée, disait : « Si le ventre se dérange il n'y a plus d'espoir », et Fonssagrives affirmait : « Une diarrhée négligée chez les tuberculeux n'est guère moins importante qu'un rhume négligé. »

Actuellement on décrit plusieurs formes de diarrhée chez les phtisiques : d'abord des diarrhées acides des tuberculeux abortifs qui sont en relation avec l'abondance des acides de fermentation. L'examen des fèces traduit le ralentissement dans le fonctionnement de tout le tube digestif. Il s'agit ici d'une dyspepsie intestinale globale et par déficit. Les malades conservent plus ou moins leur appétit, mais ont toujours une langue sale saburrale, et leurs selles acides au papier tournesol irritent la région anale. Les épreintes, les flatulences, les gaz fatiguent les malades, dont les forces s'en vont peu à peu et qui s'amaigrissent considérablement.

Les diarrhées de la phtisie chronique commune ressemblent un peu aux précédentes. On note encore l'anorexie, une langue saburrale, des digestions lentes et pénibles, des douleurs gastriques et épigastriques s'accompagnant de météorisme abdominal et se terminant par une débâcle de gaz intestinaux. Les fèces sont décolorées et ramollies, elles renferment de la graisse non émulsionnée, la réaction est acide ; bref, l'utilisation des aliments se fait mal et la dénutrition du malade se précipite.

L'entérite dite catarrhale des tuberculeux s'accompagne de douleurs de l'intestin, de tiraillements, en un mot de coliques. Là encore les selles sont fréquentes, mal liées, enrobées de glaires quelquefois sanguinolentes, les graisses sont plus ou moins dédoublées, mais les hydrates de carbone et les albuminoïdes ne sont pas modifiés et sont rendus tels quels.

Quelle que soit la forme de ces diarrhées, elles doivent toujours être l'objet de préoccupations pour le médecin. Il faut reconnaître qu'elles résistent à la thérapeutique classique et qu'en tout cas les récidives sont fréquentes. Les tanniques, les opiacés, les antiseptiques ne m'ont jamais donné des résultats constants. Au contraire, la médication au lait condensé à l'eau de riz que j'ai eu l'occasion d'appliquer à l'hôpital sanitaire de la 5e région, sur cent vingt-sept malades tuberculeux atteints de diarrhée, m'a toujours donné satisfaction. Il suffisait de mettre exclusivement au régime que j'ai préconisé (lait condensé, eau de riz) pendant un, deux et trois jours les malades pour que immédiatement le nombre des selles revînt à l'unité et que leur aspect se modifiât. Dans la plupart des cas, le résultat était obtenu au bout de vingt-quatre heures, mais j'insiste tout particulièrement sur l'utilité qu'il y a à continuer cette médication deux ou trois jours, quitte à lui associer, dès que le nombre de selles est revenu à l'unité, des potages, une purée de pommes de terre, voire même des œufs. La quantité réduite à moitié de lait condensé et d'eau de riz suffit pour permettre à ces aliments d'être digérés et elle empêche le retour de la diarrhée. La valeur de cette médication s'apprécie objectivement : non seulement on constate les heureux résultats obtenus sur les matières fécales elles-mêmes, mais en même temps la langue se dépouille, les gaz intestinaux disparaissent, les coliques s'amendent et on a la preuve que les aliments sont mieux digérés et mieux utilisés dès que le malade est soumis à la pesée hebdomadaire. Alors que son poids baissait régulièrement sous l'influence de la diarrhée, on le voit augmenter dès qu'il a été soumis à ma médication. C'est qu'en effet cette médication en combattant la diarrhée non seulement empêche la dénutrition, mais elle apporte aussitôt une ration composée avec un aliment facile à digérer qui demande très peu de travail aux glandes digestives, comme l'ont montré les beaux travaux de Pawlow. On sait en effet que pour une quantité égale d'albumine, le lait provoque dans l'estomac une sécrétion chlorhydropeptique inférieure à celle de la viande, très inférieure à celle du pain ; dans l'intestin de même, pour une même quantité de graisse, la sécrétion de stéapsine est moindre qu'avec la viande ; pour une même quantité d'hydrate de carbone, la sécrétion amylolytique est moins forte qu'avec le pain. Enfin c'est le moment de rappeler que le régime lacté avec un lait à peu près stérile comme le lait condensé est éminemment antiseptique et antitoxique et qu'il fait disparaître en grande partie les bactéries intestinales (Gilbert et Dominici). Pour conclure, je ne saurais assez insister sur l'efficacité de cette médication si simple et si pratique. La seule objection qu'on peut lui faire, c'est que, exceptionnellement il est vrai, on rencontre çà et là environ 1 ou 2 % des malades auxquels le goût du lait condensé sucré déplaît. Certains même ne veulent prendre aucun lait quel qu'il soit, et dans ce cas on n'a pas la ressource de leur donner du lait condensé non sucré.

Ici encore j'aurais une légère préférence pour le lait condensé sucré, mais le lait condensé non sucré m'a donné également d'excellents résultats pendant toute la période de septembre 1918 à février 1919, au cours de laquelle l'Intendance ne pouvait plus nous procurer de lait condensé sucré.

LE LAIT CONDENSÉ

ET LES

RÉGIMES DE SURALIMENTATION

Il n'est pas question de rappeler ici que la suralimentation a quelquefois plus d'inconvénients que d'avantages, qu'elle détraque au lieu de réparer. Bourrer des estomacs ne vaut pas mieux que gaver des cerveaux, en matière d'éducation.

Il est cependant des cas où une alimentation de luxe est nécessaire, par exemple quand l'organisme voit ses besoins s'accroître par le travail, ou la croissance, ou la gestation. Dans ces conditions, le lait en général peut et doit intervenir dans la ration. Si l'on veut que ce supplément soit efficace, sous un faible volume, on devra reconnaître que le lait condensé pris directement à la cuillère sans être dilué fournira un suraliment parfait pour les sportsmen, pour les femmes enceintes et pour les enfants. Cependant, nous avons une expérience trop récente à ce sujet. Je voudrais surtout traiter des conditions pathologiques dans lesquelles une cure de suralimentation s'impose et à propos desquelles j'ai pu expérimenter longuement le lait condensé. Ces conditions se présentent :

1° Dans l'état d'inanition des névropathes ;

2° Dans l'état de jeûne des miséreux ;

3° Chez les tuberculeux.

1° SURALIMENTATION LACTÉE CHEZ LES NÉVROPATHES

Le problème, on le sait, est délicat : il s'agit de suralimenter des gens qui ne veulent pas manger. Non seulement il faut que le régime soit supporté par le malade, mais encore faut-il qu'il soit accepté. Weir-Mitchell associe les facteurs d'isolement et de repos au lit pendant une semaine à une cure exclusivement lactée à l'origine. Cette cure a été modifiée plus ou moins par Bins-Wanger, Burkart, Ewald, etc.

En réalité, tout le monde s'accorde pour affirmer que la période d'alimentation lactée a pour but de pratiquer une véritable désintoxication de l'organisme. A ce point de vue, le lait condensé offre des avantages indéniables par sa pureté bactériologique.

Mais si on se rappelle que Dejérine et Gauckler sont allés plus loin dans la voie de la suralimentation lactée, puisqu'ils recommandent de prescrire la première semaine quatre litres de lait par jour, la deuxième semaine cinq litres, la troisième semaine quatre litres, etc., on comprend alors pourquoi le lait condensé pris directement à la cuillère offre ici un avantage marqué sur les autres laits. En effet, il réduit au quart le volume ingéré.

On peut même, comme je l'ai essayé chez des malades, pratiquer une dilution faible, c'est-à-dire mettre une partie de lait condensé pour deux parties d'eau ; on peut même augmenter chez certains malades cette dilution, surtout quand on s'achemine vers le réveil de l'appétit. En tout cas, ainsi que j'ai pu m'en rendre compte chez les malades il est plus facile de faire absorber à la cuillère une quantité de lait condensé non dilué, plus ou moins additionné de café, de kirsch, etc., correspondant à quatre litres de lait, moins l'eau qui n'a pas été ajoutée, c'est plus facile, dis-je, que de faire absorber à un malade réfractaire anorexique (même avec la sonde) quatre litres de lait ordinaire. Ainsi chez des névropathes très inanitiés, refusant toute nourriture, le lait condensé pris à la cuillère, non dilué, m'a donné d'excellents résultats.

2e SURALIMENTATION CHEZ LES MISEREUX, CHEZ LES CONVALESCENTS

Chez les miséreux, la suralimentation est plus facile, mais il est indiqué d'instituer chez eux la cure de lait au début, parce que leurs organes ont été plus ou moins délabrés par le jeûne forcé et qu'ils ne sont pas aptes à des surcharges excessives.

A côté des miséreux, on peut placer les soldats qui, à la suite de circonstances diverses (encerclement momentané, défaut de ravitaillement), ont dû rester plusieurs jours sans prendre de nourriture. Lorsqu'ils sont rendus à la liberté et qu'ils peuvent s'alimenter, ils le font généralement gloutonnement, et j'ai pu, sur le front, observer chez eux des troubles gastriques et intestinaux qui étaient survenus dans ces conditions. J'ai eu l'idée alors, pour les éviter, de donner à ces soldats du lait condensé, exclusivement, pendant vingt-quatre heures avant de reprendre l'alimentation. Là encore il a été bien toléré.

3° SURALIMENTATION LACTEE CHEZ LES TUBERCULEUX

Tout le monde est d'accord aujourd'hui pour reconnaître les dangers de la suralimentation carnée chez les tuberculeux. Landouzy a parfaitement eu raison d'écrire que cette suralimentation n'était autre chose que de la surintoxication et qu'elle causait invariablement d'abord des accidents précoces (dyspepsie, atonie gastrique, gastro-entérite congestion hépatique), puis des accidents tardifs (éruption cutanée, eczémas, furonculose, albuminurie). Sabourin, Grancher, Jobert, etc., ont imputé à la suralimentation les symptômes respiratoires aggravés des congestions, de l'asthme, des hémoptysies. Chauffard, Robin l'ont rendu responsable des autres troubles de la nutrition, tels que calculs biliaires, obésité, goutte, diabète.

Par contre, depuis bien des années, le lait constitue un adjuvant dans l'alimentation des tuberculeux, à la dose d'un litre environ, réparti au petit déjeuner, au goûter et au coucher. En Allemagne, en Suisse, les malades des sanatoria vont boire un verre de lait dans les vacheries. Employé même sous cette forme d'adjuvant, le lait condensé est infiniment préférable à un lait quelconque plus ou moins souillé; conservé dans une boîte en fer scellée, il est infraudable, et le tuberculeux a toujours, en hiver comme en été, à la ville comme à la campagne, un aliment sain. Or le lait n'est pas toujours bien digéré par les tuberculeux, parce que souvent de qualité défectueuse. Au contraire, avec le lait condensé la sécurité est parfaite, et c'est le cas de répéter avec Peter : « Le meilleur lait est celui que les phtisiques digèrent le mieux. » Il y a plus. J'ai employé le lait condensé dans des conditions tout à fait nouvelles qui méritent de retenir l'attention des phtisiologues. Chez certains malades gravement atteints, ne pouvant plus s'alimenter soit par anorexie complète, soit que leur estomac fût mis dans l'impossibilité de tolérer un aliment, soit enfin que des hémoptysies les eussent condamnés à la diète, j'ai fait prendre le lait condensé directement dans la boîte, à la cuillère, c'est-à-dire sans être dilué. Sous un très faible volume, je pouvais leur donner un aliment complet, et peu à peu les malades arrivaient à prendre une, deux et trois boîtes par jour. J'ai pu ainsi alimenter et soutenir de nombreux malades jusqu'au moment où une alimentation plus variée a pu être reprise. C'est un avantage considérable que de pouvoir soigner des tuberculeux tout en pouvant continuer leur alimentation, car enfin, comme on l'a dit, si l'estomac est la place forte des phtisiques, l'alimentation reste leur grand moyen de défense.

Très impressionné par les résultats que j'obtenais en donnant à mes malades le lait condensé à la cuillère, sans être dilué, j'ai eu l'idée de recourir à ce moyen pour constituer un supplément important à la ration des tuberculeux en général.

Les résultats que j'ai obtenus me permettent d'avancer que cette suralimentation lactée, sans avoir les inconvénients de la suralimentation carnée, rend les plus grands services. D'abord elle est facile à réaliser : il suffit de faire absorber le lait condensé en supplément soit au petit déjeuner, soit à la fin des repas comme entremets, soit au goûter. Suivant le goût des malades, on emploie le lait condensé sucré et non sucré. Suivant l'état du malade, son appétit, son énergie, sa docilité, il prend un plus ou moins grand nombre de cuillerées à chaque fois.

Dès qu'ils arrivent à prendre une boîte en supplément par jour, on constate une augmentation de poids pendant les quelques semaines qui suivent. Il faut cesser, car l'équilibre azoté se produit. Mais l'effet moral est obtenu. Le malade reprend confiance, car pour lui une augmentation progressive de poids est un acheminement vers la guérison. Les avantages de cette suralimentation ne sont assombris par aucun des inconvénients qu'on a signalés avec la suralimentation carnée. Je n'ai jusqu'à présent jamais constaté aucun accident précoce ou tardif. On connaît par ailleurs la qualité eupeptique du lait condensé, c'est dire qu'il n'est pas étonnant de ne pas retrouver ici les désordres gastriques que crée la viande prise en trop grande quantité. Loin de provoquer des hémoptysies par des congestions viscérales, le lait condensé, au contraire, sous cette forme, abaisse la tension sanguine, comme j'ai pu le constater à l'oscillomètre Pachon; c'est pour cette raison qu'on peut le donner impunément au cours des hémoptysies.

Je serais heureux de voir cette médication pratiquée par mes confrères, et je leur assure à l'avance des succès qui ne sont pas toujours faciles à obtenir chez les malades tuberculeux. Ils n'auront rien à craindre et feront mentir le confrère qui s'écriait il y a deux siècles : « la pire complication qui puisse advenir à un phtisique, c'est de tomber entre les mains d'un médecin. »

TABLE DES MATIÈRES

IMPRIMERIE
R. TANCRÈDE
:: 15 ::
RUE DE VERNEUIL
PARIS - 7e

BIBLIOTHEQUE NATIONALE DE FRANCE
3 7531 03987784 1

www.ingramcontent.com/pod-product-compliance
Ingram Content Group UK Ltd.
Pitfield, Milton Keynes, MK11 3LW, UK
UKHW020259180726
13839UKWH00001B/336

9 782329 129204